英語力ゼロからの
国際学会成功
ガイドブック

著

山田悠史
原田　洸
園田健人

協力

Medical English Hub
めどはぶ
MEDICAL ENGLISH HUB

中外医学社

執筆者（執筆順）

園田健人　セントルイス大学　家庭医療・地域医療科

原田　洸　マウントサイナイ　ベスイスラエル病院　内科

山田悠史　マウントサイナイ医科大学　老年医学・緩和医療科

お願い

本書には CareNet.com（株式会社ケアネット）にて配信された以下の Web 連載記事の内容が含まれております．記載内容は各時点の情報から，本書執筆に際し追加や変更を加えたものであることにご留意くださいませ．

「学会発表で伝わる！英語スライド＆プレゼン術（全 30 回）」

（2022 年 9 月 29 日〜2024 年 1 月 4 日）

https://www.carenet.com/series/presen/cg003837_index.html

はじめに

　この本を開いたあなたは，国際学会発表への第一歩を踏み出そうとしている方，または，すでに国際学会での発表に挑戦してきた方で，さらに高みを目指す方かもしれません．

　最近では，日本の学会でも英語でのプレゼンを求められるようになり，英語で研究成果や症例報告を発表する機会が増えてきました．また，海外での国際学会もオンライン開催やハイブリット開催が増え，日本からでも気軽に参加できるようになっています．日本で医師や研究者として働いている方にとっても，国際学会の舞台で自分の成果を発表するのは，もはや必須のスキルとなっています．

　私が初めて国際学会で発表したのは研修医2年目の頃でした．当時は拙い英語で発表を乗り切りましたが，英語で堂々と発表する世界各国からの参加者を見て，「いつかは自分も格好良く発表できるようになりたい」と思うようになりました．その後，国際学会に何度も挑戦し，気づいたことがあります．それは，英語がペラペラではなくても，効果的に準備をすれば，ネイティブをも上回る素晴らしいプレゼンをすることが可能だということです．重要なのはポイントを抑えて入念に準備することなのです．

　この書籍の共同著者である園田健人先生と山田悠史先生は，私と同じく日本で生まれ育ち，その後臨床医として渡米された先生方です．英語でのプレゼンを幾度となく経験し，日本人の医療者や研究者のためのプレゼン指導も数多く行ってきました．そのため，日本人が英語で苦労する部分やつまずきやすいポイント，そしてその解決方法を熟知しています．今回は，そのノウハウを一冊の本にまとめました．

PART 1 では，国際学会発表に必要な準備について解説しています．学会発表への心構えの形成から，苦手な英語を克服するための方法まで，しっかりとサポートします．

　PART 2 では，効果的なプレゼンを行うためのスライド作りのコツを提供します．PowerPoint のスライド作りが苦手な方でも，わかりやすいプレゼンが作成できるよう，具体的なテクニックを紹介します．

　PART 3 では，非ネイティブスピーカーが効果的にプレゼンをするためのコツを解説します．また，日本人が苦手な英語での質疑応答の対処法についても詳しく説明します．

　本書が，国際学会の舞台で自信を持つきっかけとなることを心から願っています．あなたの研究が世界に広がり，新たな可能性を切り開く一助となることを楽しみにしています．

マウントサイナイ ベスイスラエル病院 内科
原 田 　 洸

●めどはぶのご紹介

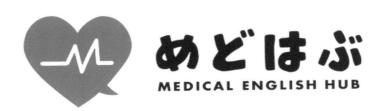

　『めどはぶ（Medical English Hub）』は山田悠史先生が立ち上げた，海外で活躍する医師や薬剤師，看護師，そしてネイティブ講師，英語学習のプロフェッショナル（語学学習アドバイザー）で構成される有志の団体です．「国内外で活躍する医療者を育成」することを目的としています．また「医療英語学習プログラム」を提供し，英語力の上達や海外で働くことを目標とする医療者たちのためのコミュニティ（オンラインサロン）を運営しています．

●めどはぶの医療英語学習プログラム

　めどはぶが提供するプログラムは，医療者が必要とする専門的な分野を含む，3カ月の医療英語学習プログラムです．授業は ZOOM を使用したオンライン講義となります．プログラムでは模擬診療や学会発表を想定したプレゼンの実習，医療論文の読み込み方などを盛り込み，海外で活躍する現役の医師や薬剤師が登壇して，直接指導を行います．英語全般のスキルはネイティブの語学講師が指導を担当しますので，医療の専門分野をカバーしつつ英語の総合力を向上させることができます．

　プログラムの開始時には，ネイティブがオンラインにて個別レベルチェックを実施して各個人の課題を確認．その結果をもとに TOEIC 900 点以上の語学学習アドバイザーが一人一人に自主学習のアドバイス．このプログラムでは，主体的・自律的に学ぶアクティブラーニングを実践するチーム学習を取り入れ，モチベーションを支え合い，学習の習慣化を図るように設計されています．3カ月のプログラムで，医療分野における専門用語やシチュエーション別の医療英語の習得を目指しますが，英語という言語そのものの総合スキルに関しては，プログラムを通して学習を習慣化し，その後の継続的な自主学習で習得していきます．

3カ月のコースを修了した後も，多くの受講生がオンラインサロンを通して学習や交流を続け，モチベーションを刺激し合いながら医療英語学習を続けています．

◀めどはぶのホームページはこちら

CONTENTS

はじめに ···················〈原田 洸〉 iii

めどはぶのご紹介 ··················· v

PART **1** ● 発表の準備   1

CHAPTER **1**

国際学会発表に必要な準備 ···············〈園田健人〉 1

① 国際学会発表の心構え ··· 1

② 学会発表の目的 ··· 3

③ 発表する学会の選び方 ································· 4

④ 聴衆 ·· 6

⑤ アクセプトされる抄録の書き方 ····················· 7

⑥ アクセプトから発表当日までの流れ ················· 8

⑦ 学会情報の確認 ······································ 9

⑧ 発表までのタイムスケジュール ····················· 9

⑨ 発表内容の準備 ······································ 11

CHAPTER **2**

苦手な英語を克服する ···············〈原田 洸〉 14

① テクノロジーで英語の壁を乗り越える ················ 14

② 英文書き換えで表現の幅を増やす ···················· 19

③ 英語論文を効率よく検索する ······················· 21

④ 伝わる英語の発音を身につける ····················· 24

⑤ 専門用語のリスニングを鍛える ····················· 27

⑥ 質疑応答での想定質問を準備する ···················· 30

Column 1 YouTube で発音を学ぶ ··················〈原田 洸〉 33

Column 2 自動文字書き起こしサービスを利用する ·······〈原田 洸〉 34

PART 2 ● スライドづくり　　　　　　　　　　35

伝わりやすいスライドの作り方 ⋯⋯⋯⋯⋯⋯〈原田　洸〉　35

① 全体の構成と流れを考える ⋯⋯⋯⋯⋯⋯⋯⋯⋯⋯⋯⋯⋯　35
② 適切な配色とデザインを選ぶ ⋯⋯⋯⋯⋯⋯⋯⋯⋯⋯⋯⋯　37
③ フォントと文字の大きさの設定 ⋯⋯⋯⋯⋯⋯⋯⋯⋯⋯⋯　40
④ 見やすいグラフをつくる ⋯⋯⋯⋯⋯⋯⋯⋯⋯⋯⋯⋯⋯⋯　44
⑤ 単位や参考文献の表記を統一する ⋯⋯⋯⋯⋯⋯⋯⋯⋯⋯　47
⑥ Busy なスライドを改善する ⋯⋯⋯⋯⋯⋯⋯⋯⋯⋯⋯⋯　50
⑦ 作成したスライドを見直す ⋯⋯⋯⋯⋯⋯⋯⋯⋯⋯⋯⋯⋯　53

Column 1　ショートカットキーの活用 ⋯⋯⋯⋯⋯⋯⋯〈原田　洸〉56

Column 2　写真や図のきれいな並べ方 ⋯⋯⋯⋯⋯⋯〈原田　洸〉58

PART 3 ● プレゼン練習　　　　　　　　　　　60

伝わりやすいプレゼンテーションの方法 ⋯〈山田悠史〉　60

① 効果的な国際学会プレゼンテーションのコツ ⋯⋯⋯⋯⋯　60
② 学会のプレゼンテーションで頻用するフレーズ ⋯⋯⋯⋯　63
③ 接続詞を効果的に使おう ⋯⋯⋯⋯⋯⋯⋯⋯⋯⋯⋯⋯⋯⋯　66
④ 副詞を効果的に使おう ⋯⋯⋯⋯⋯⋯⋯⋯⋯⋯⋯⋯⋯⋯⋯　69
⑤ 相槌，filler をマスターしよう ⋯⋯⋯⋯⋯⋯⋯⋯⋯⋯⋯　71
⑥ オンライン学会で使えるフレーズ ⋯⋯⋯⋯⋯⋯⋯⋯⋯⋯　73

CHAPTER
2

質疑応答のコツ ·· 〈園田健人〉 77

① 事前準備 ·· 77
② 予期せぬ質問への対処法 ······································· 78

Column 1 学会後の振り返り方 ······················· 〈園田健人〉 83

Column 2 患者中心の言葉遣い ······················· 〈園田健人〉 85

あとがき ··· 〈園田健人〉 87

国際学会発表に必要な準備

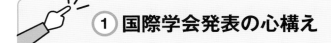

① 国際学会発表の心構え

　「国際学会発表」と聞いて，どのような印象，懸念を抱かれますか．なんとなく敷居が高い，英語に不安がある，仕事を休めるか不安，等々，さまざまな印象や懸念をお持ちの方がいるのではないでしょうか．そのようにさまざまな感情が交錯するのは自然なことだと思います．ただ，こうした感情がある一方で，この本を手にとって読まれているということは，是非国際学会で発表したい，もしくは，以前発表したけれどもうまくいかなかったから今度こそはもっと上手に発表したい，という気持ちの表れなのではないでしょうか．まずは，その気持ちを忘れないようにしてください．自分自身の成長の過程で居心地の良い場所（comfort zone）から抜け出そうとしている証拠だからです．発表準備の過程で上手くいかないこと，大変なことに直面することもあるかと思いますが，その純粋な発表への気持ちさえ持ち続けていれば，きっと過程における困難も乗り越えることができると思います．

　私自身，学生時代から英語で学会発表することに憧れておりましたが，なかなか勇気が出ず，忙しさも相まって，発表できずじまいでした．日本国内での日本語での発表もあまり経験がない中で，国際学会発表は"まだ自分には早い"のではないか，日本語で発表したほうが楽ではないか，日本語でも自信がないのに英語でどうやって発表したらよいのだろうか，こうしたさまざまな理由（言い訳？）を自分自身に言い聞かせて，国際学会発表を憚っていました．臨床留学に向けての準備も進んできた段階で，これから米国で医師として勤務しようとしているのに英語での発表に怖気づいている場合ではないと奮起し，国際学会発表をすることを決意しました．

　そんな時に国内の学会でInternational Sessionという枠があることを知り，初めて英語での発表に挑戦することにしました．初期研修医中であったため，日々の業務に追われていただけでなく，慣れない学会準備，初めての英語での発表，限られ

た指導環境もあり，悪戦苦闘しながらも，ワクワクしながら準備した，当時の気持ちを今でも鮮明に覚えています．実際のところ，準備の過程で上手くいかないことも多く，挫けそうになる時もありましたが，純粋な発表への強い気持ちと憧れでなんとか発表当日を迎え，無事に（？）英語で発表をすることができました．当時できうる限りの努力をして臨んだ，英語での学会発表は上手くいかなかったことも多かったですが，何よりも自分も英語で学術的な場面で発表できる，という成功体験は大きな自信に繋がりました．特に初めての場合には言語的な側面から国際学会を憚る方がいらっしゃるかもしれません．スポーツでもそうですが，何事も初めから上手くいくことはありません．まずはやってみて，小さな成功と失敗を繰り返しながら，成長していくのが1番の近道だと自分は信じております．

　次に，心構えとして意識していただきたいのは，日本を代表して発表するという認識です．研究の規模の大小を問わず，日本からのデータを発表するということで，聴衆は特定の地域や施設ではなく，日本という国単位で捉えることになると思います．特に経験の浅いうちは，自分はまだその段階ではないと謙遜してしまうのかもしれません．勿論，日本国内で一番，詳しいわけではないかもしれませんが，自身の行った研究背景，研究内容，これからの方向性に関しては誰よりも詳しいのではないでしょうか．特定の研究分野に時間を費やしているうちに自身の研究価値に疑問を感じることがあるかもしれません．自分自身，学会発表準備をしているうちに，この研究発表を聞いて，聴衆はどんなことを得られるだろうか，自分自身は何を伝えたいのだろうかということを自問自答し続けて，そのうち，わからなくなってしまうこともあります．この経験や気持ちは，その分野に精通し始めたからこそであり，いざ学会発表すると，研究や発表準備の過程でいかに自分がその分野に詳しくなったのか実感することもあるかと思います．そのため，謙虚な気持ちを忘れないことも重要ですが，自身の行った研究に自信を持って，日本を代表する気持ちで学会発表に臨んでください．

　最後に，何といっても学会発表を楽しむ気持ちを忘れてはいけません．国際学会は，同じ分野で励んでいる海外の同志と交流して，ネットワークを広げ，同じ分野の専門家から研究内容に関して有意義な提案を受ける貴重な機会となるからです．初めての学会参加では，自施設以外で知っている人がほとんどおらず，自分の学会発表だけで精一杯でしたが，学会発表中や後の質問やコメントを通して，その後，共同研究や施設間の交流に繋がった実例が多々あります．同志と話すことを通し

て，皆，同じような悩みや興味を持っていると感じることもあれば，別の視点からの捉え方を新たに学ぶこともあります．そうした繋がりが新たな研究を生み出し，またそこから新たな繋がりができていきます．今では，定期的に学会で会う仲間がたくさんおり，学術的な交流だけでなく，私的な繋がりにも発展し，より学会に行くのが楽しみになっております．

② 学会発表の目的

　国際学会の発表の目的は人それぞれなのかもしれません．どんな目的であっても個人の自由だと思いますが，何かしらの目的意識を持って学会発表することは意識すべきなのではないかと思います．目的なく，国際学会発表をしても，せっかくの貴重な時間とお金を費やしたにも関わらず，得られるものは半分以下になってしまいかねません．では，具体的にどのような目的が考えられるでしょうか．参考までにいくつかの例を提示させていただきます．

・自分たちが行った研究やプロジェクトの成果をより多くの人に知ってもらうため
・現在は小規模で行っているが，発表を通して，類似した研究を行っている仲間に出会い，今後の共同研究者となる方を探すため
・今後の研究や活動にあたって，次の段階に向けて，有益な提案を受けるため．
・研究分野における，自身の認知度を上げるため．
・国際学会で発表するという行為自体が大切であり，発表することで自身の業績を上げるため．

　学会発表の目的は国際学会の選び方にも大きく影響する，重要なものですので，自分自身および研究チームメンバーと共に相談して決定することが大切であると思います．

　私自身，定期的に3〜4つの学会に参加して発表を行っています．各々の学会ごとに焦点を当てているポイントが異なり，同様もしくは類似した研究内容であったとしても，聴衆に合わせて切り口を変えて発表するようにしています．そして，学会

に参加したからには発表だけで終わっては勿体ないです．ぜひ，学会の委員会に所属したり，交流会を利用して，全国・世界中の同志とのネットワークを広げ，より積極的に学会に参加するようにしてください．そうすれば，学会準備で忙しい時も，同志と久しぶりに会えるのを楽しみに頑張れるはずです．

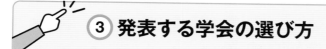

③ 発表する学会の選び方

皆さん，学会はどのように選ばれていますか？　適切に学会を選ぶことで，より効果的に自身の目的を果たし，なおかつ，抄録が受理されやすくなります．以下，いくつか，考慮すべき項目を共有させていただきます．

学会発表の時期は適切か？

抄録の提出までに必要な研究データを揃えられていなければ，質の高い抄録を書くことはできません．Research in progress という枠では発表当日までにデータが揃っていれば良いので，自身の研究タイムラインから逆算して少なくとも発表の1カ月前までにデータ収集が終わるようであれば適切だと思います．抄録の提出期限に間に合わないようであれば，無理やり研究内容を変更したり，楽観的に抄録を提出するのではなく，別の学会や次年度の学会での発表を目指すことをお勧めします．学会で発表すること自体が目的とならないよう，注意しましょう．

誰に届けたいのか？

学会の規模や地域に応じて，参加する聴衆が異なってきます．たとえば地域の学会で発表するならば，その地域特有の悩みの解決や今後の研究に向けて地域内での繋がりを形成することができます．ただ，小規模なぶん，あまり多くの方々に内容を届けることはできませんし，互いに知っていることも多く，仲間内での情報共有といった形になるのかもしれません．全国規模の学会で発表する場合には大規模な分，より多くの方々に研究内容を届け，研究全般に関しての情報交換することができます．一方で地域独特の問題や特性には参加者は疎いため，そういった意味での意見はあまり得られないかもしれません．

研究内容は学会に適したものか？

　各学会で重きをおいている分野，重視する側面（研究，教育，基礎医学）が異なるため，ご自身の研究テーマと合致しているのか，適切に判断することが重要です．たとえば，医学生教育をメインとする学会に初期研修教育の研究は適切ではありません．適切な学会を選択することで届けたい聴衆に対して研究内容を発信することができます．自身の目的を達成することにも直接的に関連する項目であり，慎重に検討されることをお勧めします．

　たとえば，私の専門分野（家庭医療科）の代表的な学会には下記のようなものがあります．

・World Organization of Family Doctors（WONCA）World Conference
　　主な対象：世界中の家庭医療科の医師，内容：家庭医療全般
・American Academy of Family Physicians（AAFP）National Conference
　　主な対象：家庭医療科に興味のある学生と研修医，内容は家庭医療科全般
・AAFP Family Medicine Experience
　　主な対象：家庭医療科の医師，内容：臨床知識のアップデート
・Society of Teachers of Family Medicine（STFM）Annual Spring Conference
　　主な対象：家庭医療科の指導医・研修医・学生，内容は教育全般
・STFM Conference on Medical Student Education
　　主な対象：医学生を教育する家庭医の大学教員向け，内容：教育方法や教育研究発表
・STFM Conference on Practice and Quality Improvement
　　主な対象：家庭医全般，内容：日常診療
・North America Primary Care Research Group Annual Meeting
　　主な対象：家庭医療科の分野における研究者，内容：家庭医療科における研究

　これらの中で，自分自身の研究内容がどの学会の焦点に合っているのか，どういった聴衆に届けたいのかを考えたうえで発表する学会を選ぶようにしております．皆様の専門分野でもさまざまな学会があるのではないかと思いますが，それぞれの学会について対象と主な内容を捉えたうえで発表することが大切だと思います．

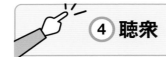

④ 聴衆

　聴衆を正しく理解することは研究発表の準備をするうえで重要です．聞き手の前提知識を正しく事前に理解して，そこを導入部分で必要に応じて補足説明しないと，せっかく時間をかけた研究内容を発表しても上手く伝わりません．近年，より多職種連携が重要視されており，多様な職種の方が学会に参加するようになっているため，自身の職種では当然と考えているようなこともほかの職種にとっては聞き慣れないことかもしれませんので，相手の立場になって，内容を見直し，必要に応じて補足および修正することが円滑なコミュニケーションには欠かせません．

　陥りがちなミスとしては，自身の研究チーム内で発表内容を考え予演会を行った場合，チームのメンバーは研究内容に関わる背景知識が豊富にあり，研究内容にも精通しているため，一般参加者の視点が欠けてしまいがちです．そうすると，背景知識の説明が疎かになり，研究方法の説明が不十分で相手に研究内容がうまく伝わらなくなってしまいます．そのため，発表内容を作成する場合には一般参加者の立場を意識して準備を行い，可能であれば，研究内容を知らない同僚の前で予演会を行い，フィードバックを受けることを推奨します．

　また，海外で発表する際には診療指針や文化の違いに配慮することも重要です．事前に発表を行う国もしくは地域における標準的な診療指針を調べて，自国の指針と比較しておきましょう．そうすることで発表の導入部で自国の標準的な診療方針の説明を行ったうえで方法や結果を説明でき，発表の最後には解釈の仕方について国ごとの診療指針や治療へのアクセスの違いを踏まえたうえでの発表することができます．そうすることで聴衆にとってより有意義な情報となるだけでなく，発表後の質問やフィードバックもより活発なものとなり，双方にとってプラスとなります．

⑤ アクセプトされる抄録の書き方

　国際学会で研究を発表するには，まず初めに抄録を書いてアクセプトされないと始まりません．そこで自身が複数の学会で抄録評価委員を務めた経験から，どうすればアクセプトされやすい抄録を書けるようになるのかコツを紹介します．

　一番大切なことは学会の Call for Presentations に記載されている内容を注意深く読んで適切に自身の抄録に反映することです．具体的な項目としては枠組みの指示（例：Introduction, Methods, Results, Conclusion），文字制限，好ましいテーマなどが挙げられます．そのほかにも work-in-progress の発表といった，抄録記載時に結果が出揃っていなくても発表時までに結果が出る予定が立っているならば提出できる枠があるのか，といった点も合わせて確認してみてください．研究内容を発表する場合に一般的には口演発表もしくはポスター発表のいずれかを選択する形式になっております．なお，口演発表のほうがポスター発表と比較して倍率が高い場合が多く，学会によっては口演発表に抄録を提出して，そこで選出されなかった場合，自動的にポスター発表としてアクセプトされる場合もあります．

　抄録がアクセプトされるか否かで最も重要な基準の一つが参加者にとって興味深い内容であるのかです．「発表する学会の選び方」の中で言及したように，各学会にはミッションがあり，それに応じて参加者が集まるため，発表も自然とミッションに沿った形になります．研究内容自体は変更できませんが，その内容をどのような切り口で伝えるのかで大きく印象が異なってきます．たとえば，研究メインの学会では自身の研究内容がその分野においてどのような意味があるのか，どのようにほかの研究と比較して新しいのかといった側面を強調します．一方で教育メインの学会では学習者にどのような効果があったのか，他施設でも類似した教育が行えるのか，といった側面が注目されます．これはあくまで大雑把な例えですが，学会に応じて切り口を変えることが重要だという視点を意識してもらえればと思います．

　次に，抄録単体だけを読んで研究の骨子を理解できるか否かです．当然のことのように聞こえるかもしれませんが，簡単なようで意外と難しいです．学会から指定

された要項を押さえつつ，研究内容を簡潔にまとめる必要があるためです．この際，研究を一言で表してみて，そこから逆算して必要な情報を肉付けしていく方法が個人的にはオススメです．そうすることで最も大切なメッセージを確実に抄録に盛り込むことができます．なんとなく導入から書き始めていくとバランスが合わず，削った挙句，中途半端な抄録になってしまうことがあります．抄録はアクセプトされた後も参加者は見ることができ，その内容を元に参加する演題を選択することも多いため，いい抄録を書くことは非常に大切です．

抄録を英語で書く際には適切な学術的な英語表現の選択，正しい文法を用いることが当然，重要となってきます．英語で初めから抄録を書くのが大変な場合にはまずは日本語で書いてみて，そこから英訳するのも有効な手段でしょう．論文と比較して，文字数が少ないため，英語添削サービスを利用しても，リーズナブルな値段になるかと思います．そのほかにも適切な言葉遣い（Person-centered language）をすることが重要です．詳しくはコラムで説明します．

⑥ アクセプトから発表当日までの流れ

では，抄録が無事にアクセプトされた後，これからどのような手順で発表当日まで迎えたらよいのでしょうか．まずは国際学会で発表できる機会を得たということをチーム内で祝うのが大切だと思います．日頃の癖でついできていないことに目がいきがちですが，立ち止まって一つ一つのステップの成功を仲間内で祝うことも大事です．

さて，早速，本題に移っていきます．私は大きく3つのフェーズ：3P（Prepare/Practice/Present）に分けて考えるようにしています．要は1）準備 Prepare をして，2）練習 Practice をして，3）発表 Present に臨むようにしており，各々，いくつかの重要なポイントがありますので，この本全体を通して皆様と共有できたらと思います．この3つの中でどれが最も時間をかけるべきだと思いますか？　もちろん，どれも大切ではありますが，私は Prepare だと思います．国際発表に限ったことではないかもしれませんが，準備が肝心です．経験が浅い人こそ，入念に準備を重ねることで質の高い発表ができるようになると思います．

　準備の中には学会情報の確認，発表までのタイムスケジュール管理，発表内容の準備が含まれます．以下，各々について詳しく解説していきます．

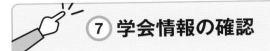

⑦ 学会情報の確認

　抄録が受理された後，学会発表までにいくつか確認するべき項目があります．一つ目は学会発表のタイミングです．何日目の何時から発表するのか，確認のうえ，海外での発表ということで余裕を持って計画を立てるようにしてください．たとえば，2日目の午後に発表の予定だとしたら，遅くとも1日目の午後には現地に到着できるようにしてください．私自身，実際，午後3時の発表だったので早朝の直行便で昼前には到着する予定だったのですが，フライトが数時間，遅延した影響で，その日は発表できなくなってしまいました．その後，運よく，日程を再調整して発表することができましたが，危うく，共同発表者に発表をお願いするところでした．また，ポスター発表の際には空港でのロストバゲージやほかの予期せぬ場面を想定して，ポスターは手荷物として持ち歩くことをオススメします．

　コロナ禍の影響でハイブリット開催という形式の学会を散見するようになりました．その際に現地での発表に加えて，事前に発表を録音することがoptionalとなっている場合もあるため，しっかりと学会からのメールを注意して読むようにしてください．せっかくの機会を逃してしまうかもしれません．

　そのほか，学会から発表スライドのテンプレート，スライドの指示（フォントサイズ，スライド数）が送られてくることもあるため，受理後，学会から送られてくるメールは細部まで注意深く読むようにしてください．

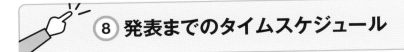

⑧ 発表までのタイムスケジュール

　多くの学会が6カ月前あたりに抄録の審査結果を発表者に伝えます．その後，

徐々に具体的な情報（発表日程など）がリリースされるという流れになっているのではないでしょうか．まず初めに行うべきことは自身の予定を空けられるよう，調整を始めると共に共同発表者にもなるべく早めに情報を伝えることです．直前になってから，学会の予定を伝えることになってしまうと，ほかの同僚に迷惑がかかるだけでなく，患者にも悪影響が出かねませんので注意してください．次は発表に向けての下準備に取り掛かります．基本的な情報は抄録作成時にまとめられているかもしれませんが，発表にあたってはより細かい情報が必要になってきます．そのため，どんな情報が手元にあり，学会発表にあたって足りない情報はないのかを確認しましょう．

　私個人的には常に余裕を持って準備をして，何か急な予定が入ったり，体調が崩れても余裕があるように準備するようにしております．発表準備は1人で行うのではありませんので，同僚や上司に負担がかからぬよう，早め早めに計画することを推奨します．ご自身，共同発表者，皆さん，忙しい中，時間の合間を見つけて学会準備に取り組むため，なるべく時間的な余裕を持ち，計画的に準備を進めるようにしてください．

　学会での発表3カ月前には準備に取り掛かるようにして，1.5カ月前には草案を完成させ，共同発表者からコメントをもらいます．そのフィードバックを元に修正を加えたり，可能であれば，予演会で発表を行い，細かい指導を受けます．2週間前あたりには最終確認を行い，海外出張に向けて必要なものの準備（ポスター印刷など）を行います．ポスターを印刷した際には預ける荷物に入れないで手持ちで携行するようにしています．そうすることで万が一，荷物がなくなっても発表は無事に完遂できます．発表会場に到着したら，早いうちに自分の発表が行われる場所を確認するとよいでしょう．そうすることで当日に広い会場の中で慌てて部屋を探さずにすみます．

JCOPY 498-14854

6ヵ月前	・抄録の審査結果発表
3ヵ月前	・準備開始
1.5ヵ月前	・草案完成
2週間前	・最終確認

⑨ 発表内容の準備

　さて，いよいよ学会発表に向けての準備に取り掛かります．皆さんはどのように準備を進めていかれますか．スライドを作成から始められる方，全体像から入る方，同時並行で進める方と，人それぞれ，自分なりの方法で学会発表準備に取り組まれているのではないかと思います．私自身はというと，あまり全体像のことは考えずにスライドを少しでも作成し始めておりました．これはおそらく，目に見えて発表準備が進んでいるように感じるため，目の前の満足感を得るためにそのような方法を取っていたように振り返って思います．初めのうちはよいのですが，中盤に差し掛かってくると，全体的なバランスが取れていないことに気がついたり，各々のスライドでのメッセージは確立していても全体としての流れに沿っていないことが判明し，結局，スライドを何度も直す羽目になっておりました．そうした自分自身の経験も踏まえて，まず初めに全体像をしっかりと捉えて，事前の準備をしっかりした上で最後にスライドを作成し始めることをお勧めします．確かに初めの段階では時間をかけている割にスライド作成は全く進んでいないため，焦るかもしれませんが，いざ，準備が終われば，全体像と各々のスライドの役割が明確になっているため，効率的にスライド作成を行うことができます．これはポスター作成にも当てはまることでして，いきなりポスター作成を開始するのではなく，事前準備にしっかりと時間をかけた上で，全体のバランスや最も大切なメッセージをもとにポスターを作成することで効率的かつ効果的な発表ができると思います．それでは，具体的に発表内容の準備方法を紹介します．

Step 1. ワードファイルに内容を列挙

　まず初めに学会に関する重要な情報を箇条書きします．具体的には学会の名前や場所，発表日，締切，スライドの指定事項を書き出します．続いて，今回の発表を通して，聴衆に一言で何を伝えたいのか，まとめます．そこが決まれば，その最も伝えたい事項を限られた時間の中で，どのようにしたら聴衆に伝わるのか，考えながら，大枠（導入，方法，結果，考察）に沿って，列挙していきます．もし可能であれば，導入の箇所で，その研究を行おうと思ったストーリー（30秒程度）があると，より聴衆を惹きつけることができます．この段階で発表の元となる点を列挙し終わったことになります．

学会に関する基本情報
（発表日，発表場所，主な締切日，発表者リスト，
関連リンク）

発表の大枠メモ
（導入，方法，結果，考察）

関連ストーリー

参考文献

Step 2. 白紙に全体像を描く

　どのような事柄を発表するのか要点が出揃ったところで，これをどのような順序で発表すれば，聴衆に伝わるのか，考えます．アナログな方法ではありますが，個人的には白紙に全体像を描くのが最も効率的かつ，有効な手段だと感じておりま

す．この作業の段階で全体の構成を決めていき，スライドの分量を発表時間に応じて考えます．私自身が大切にしている考え方としては「1 スライドに 1 メッセージ」，「1 スライド 1 分程度」です．もし，5 分間の発表であれば，表紙も入れて多くとも 10 枚以内に収めることを推奨します．

　論文とは異なり，ご自身が研究された内容をすべて盛り込むことが難しい場合も多いかと思います．その際には無理にすべて説明しようとするのではなく，最も伝えたいメッセージから逆算して，それを伝えるためには何が必要なのかを考えて，全体構成を組み立てることが大切だと思います．その作業過程の中で省いた箇所は質疑応答で聞かれる可能性が比較的高いため，あらかじめ準備しておくと効果的かつ落ち着いて質問に応えることができます．質問応答のコツに関しては詳しく「PART3　CHAPTER2: 質疑応答のコツ」で解説します．

Step 3. スライド作成

　この段階でようやくスライド作りに取り掛かります．Step 1〜2 を通して，どのようなスライドを作成する必要があるのか，全体がどのような構成になるのか，決まっているため，効率的にスライドを作成することができます．なお，スライド作りに関しては別章で詳細に解説されておりますので，「PART2: スライドづくり」を参照ください．

〈園田健人〉

苦手な英語を克服する

① テクノロジーで英語の壁を乗り越える

ポイント

❶ 機械翻訳や自動添削ツールを活用する
❷ DeepL 翻訳の特性を理解しておく
❸ 「別の訳語機能」を上手く活用する

DeepL 翻訳

　国際学会発表の発表でまずネックになるのが英語です．抄録を作成する時点で英語の壁に突き当たり，あきらめてしまう方もいらっしゃるかもしれません．そんな時に大きな助けになるのが機械翻訳サービスです．機械翻訳と聞くと Google 翻訳を思い浮かべる方も多いと思いますが，ここ数年で自然な翻訳ができるとして「DeepL（ディープエル）翻訳」の翻訳サービスが広く使われるようになっており，国際学会発表の場面でも役立ちます．DeepL 翻訳は 2017 年に DeepL GmbH がサービスを開始した，機械翻訳サービスです．DeepL 翻訳はブラウザでも利用できますが，Web アプリをパソコンにダウンロードしておくとより便利に使えます．翻訳したい文章を選択し，Windows であれば Ctrl キーを押しながら C を 2 連打，Mac であれば option キーを押しながら C を 2 連打することで簡単に翻訳できます 図1 ．

　関連する論文の検索をする際，英語の文章を読むのが苦手な方は DeepL 翻訳で日本語に翻訳することで効率よく情報収集できます．また，英語の文章を書くのが苦手な方は，まずは日本語で文章を書き，DeepL 翻訳にかけて英語に直す方法を取るとよいでしょう．この時に注意が必要なのは，機械翻訳の結果を鵜呑みにしないことです．自分の意図と違う文章になっていたり，文章を丸ごと省略してしまう場合があるので，英訳後の文章のチェックは入念に行いましょう．特に，日本語では主語が省略される傾向があるので，英訳した時に関係のない主語がついてしまう場合

JCOPY 498-14854

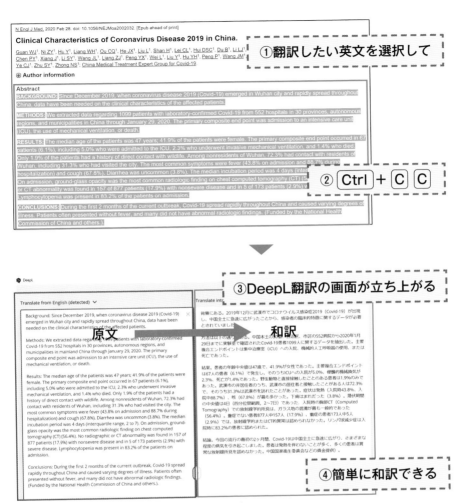

N Engl J Med. 2020 Feb 28. doi: 10.1056/NEJMoa2002032. [Epub ahead of print]

Clinical Characteristics of Coronavirus Disease 2019 in China.

Guan WJ[1], Ni ZY[1], Hu Y[1], Liang WH[1], Ou CQ[1], He JX[1], Shan H[1], Lei CL[1], Hui DSC[1], Du B[1], Li LJ[1], Chen PY[1], Xiang J[1], Li SY[1], Wang JL[1], Liang ZJ[1], Peng YX[1], Wei L[1], Liu Y[1], Hu YH[1], Peng P[1], Wang JM[1], Ye CJ[1], Zhu SY[1], Zhong NS[1]; China Medical Treatment Expert Group for Covid-19.

⊕ Author information

Abstract

BACKGROUND: Since December 2019, when coronavirus disease 2019 (Covid-19) emerged in Wuhan city and rapidly spread throughout China, data have been needed on the clinical characteristics of the affected patients.

METHODS: We extracted data regarding 1099 patients with laboratory-confirmed Covid-19 from 552 hospitals in 30 provinces, autonomous regions, and municipalities in China through January 29, 2020. The primary composite end point was admission to an intensive care unit (ICU), the use of mechanical ventilation, or death.

RESULTS: The median age of the patients was 47 years; 41.9% of the patients were female. The primary composite end point occurred in 67 patients (6.1%), including 5.0% who were admitted to the ICU, 2.3% who underwent invasive mechanical ventilation, and 1.4% who died. Only 1.9% of the patients had a history of direct contact with wildlife. Among nonresidents of Wuhan, 72.3% had contact with residents of Wuhan, including 31.3% who had visited the city. The most common symptoms were fever (43.8% on admission and 88.7% during hospitalization) and cough (67.8%). Diarrhea was uncommon (3.8%). The median incubation period was 4 days (inter On admission, ground-glass opacity was the most common radiologic finding on chest computed tomography (CT) (5 or CT abnormality was found in 157 of 877 patients (17.9%) with nonsevere disease and in 5 of 173 patients (2.9%) V Lymphocytopenia was present in 83.2% of the patients on admission.

CONCLUSIONS: During the first 2 months of the current outbreak, Covid-19 spread rapidly throughout China and caused varying degrees of illness. Patients often presented without fever, and many did not have abnormal radiologic findings. (Funded by the National Health Commission of China and others.)

①翻訳したい英文を選択して

② Ctrl ＋ C C

③DeepL翻訳の画面が立ち上がる

Translate from English (detected) ∨ 原文 Translate into 和訳

Background: Since December 2019, when coronavirus disease 2019 (Covid-19) emerged in Wuhan city and rapidly spread throughout China, data have been needed on the clinical characteristics of the affected patients.

Methods: We extracted data regarding patients with laboratory-confirmed Covid-19 from 552 hospitals in 30 provinces, autonomous regions, and municipalities in mainland China through January 29, 2020. The primary composite end point was admission to an intensive care unit (ICU), the use of mechanical ventilation, or death.

Results: The median age of the patients was 47 years; 41.9% of the patients were female. The primary composite end point occurred in 67 patients (6.1%), including 5.0% who were admitted to the ICU, 2.3% who underwent invasive mechanical ventilation, and 1.4% who died. Only 1.9% of the patients had a history of direct contact with wildlife. Among nonresidents of Wuhan, 72.3% had contact with residents of Wuhan, including 31.3% who had visited the city. The most common symptoms were fever (43.8% on admission and 88.7% during hospitalization) and cough (67.8%). Diarrhea was uncommon (3.8%). The median incubation period was 4 days (interquartile range, 2 to 7). On admission, ground-glass opacity was the most common radiologic finding on chest computed tomography (CT) (56.4%). No radiographic or CT abnormality was found in 157 of 877 patients (17.9%) with nonsevere disease and in 5 of 173 patients (2.9%) with severe disease. Lymphocytopenia was present in 83.2% of the patients on admission.

Conclusions: During the first 2 months of the current outbreak, Covid-19 spread rapidly throughout China and caused varying degrees of illness. Patients often presented without fever, and many did not have abnormal radiologic findings. (Funded by the National Health Commission of China and others.)

背景にある。2019年12月に武漢市でコロナウイルス感染症2019 (Covid-19) が出現し、中国全土に急速に広がったことから、感染者の臨床的特徴に関するデータが必要とされていました

方法は以下の通りである。中国本土の30の省、自治区、市区の552病院から2020年1月29日までに実験室で確認されたCovid-19患者1099人について、データを抽出した。主要複合エンドポイントは集中治療室（ICU）への入院、機械的人工呼吸器の使用、または死亡である。

結果、患者の年齢中央値は47歳で、41.9%が女性であった。主要複合エンドポイントは67人の患者（6.1%）で発生し、そのうちICUへの入院が5.0%、侵襲的機械換気が2.3%、死亡が1.4%であった。野生動物と直接接触したことのある患者は1.9%のみであった。武漢市の非居住者のうち、武漢市の居住者と接触したことがある人は72.3%で、そのうち31.3%は武漢市を訪れたことがあった。症状は発熱（入院時43.8%、入院中88.7%）、咳（67.8%）が最も多かった。下痢はまれだった（3.8%）。潜伏期間の中央値は4日（四分位範囲、2～7日）であった。入院時の胸部CT（Computed Tomography）での放射線学的所見は、ガラス地の混濁が最も一般的であった（56.4%）。重症でない患者877人157人（17.9%）、重症の患者173人中5人（2.9%）では、放射線学的またはCT的異常は認められなかった。リンパ球減少症は入院時に83.2%の患者に認められた。

結論、今回の流行の最初の2ヶ月間、Covid-19は中国全土に急速に広がり、さまざまな程度の病気を引き起こしました。患者は発熱を伴わないことが多く、多くの患者は異常な放射所見を認めなかった。中国国家衛生委員会などによる資金提供

④簡単に和訳できる

図1 https://www.deepl.com/ja/translator

があります．英訳前の文章には意識して主語を入れておくのがポイントです．また，翻訳された英文が今一つという時は「別の訳語機能」を活用しましょう．英訳された文章の単語をクリックするとほかの訳語候補が表示され，変更したい単語を選択すると文章が書き換えられます **図2** ．好みの表現を選ぶことができ，便利です．

　機械翻訳の使用には賛否両論ありますが，個人的にはこのような便利なツールを

▶▶▶ 別の訳語機能を活用する

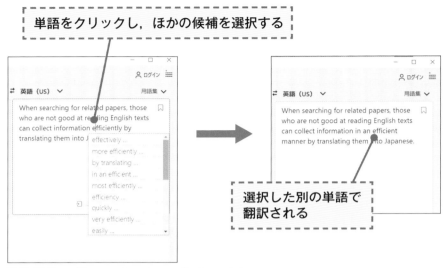

図2 https://www.deepl.com/ja/translator

　使用することで国際学会の発表のハードルが下がり，英語がネックでこれまで挑戦できなかった人が挑戦できるようになるのは喜ばしいことだと思います．機械翻訳の特性を理解したうえで，上手く活用しましょう．

Grammarly

　自分が書いた英語や翻訳した英語をさらにブラッシュアップしたいという時におすすめなのが「Grammarly（グラマリー）」という自動英文添削ツールです．このサービスを使うと，書いた英文の文法の間違いやスペルミスを網羅的に指摘してくれます 図3 ．さらに，なぜその英文の表現が間違えているのかの説明や，正しい表現の提案までしてくれて，ワンクリックで訂正することができます 図4 ．学会の抄録を投稿する際には，事前に指導医や上司に見てもらうことになると思いますが，英語の文法に自信がない場合，見せる前に Grammarly にかけておくとミスを指摘されることは少なくなります．

　Grammarly が指摘してくれるミスの例は以下のようなものが挙げられます．

▶▶▶ Grammarly をブラウザで使う

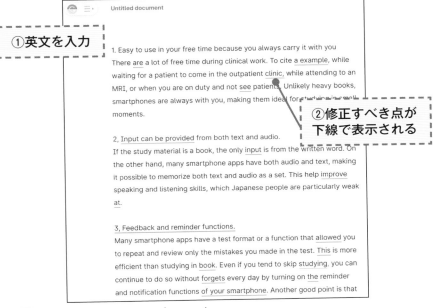

①英文を入力

②修正すべき点が下線で表示される

図3 https://www.grammarly.com/

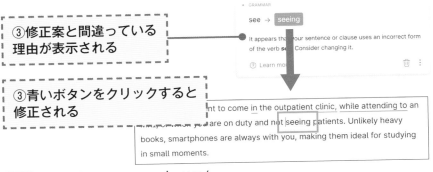

③修正案と間違っている理由が表示される

③青いボタンをクリックすると修正される

図4 https://www.grammarly.com/

・スペルミス

・時制の間違い

・単数形／複数形の間違い

・冠詞や前置詞の間違い

・同じ表現の多用

・受動態の多用

・冗長な表現

　提案してくれる訂正の表現はあくまで自動校正であり，必ずしも正しいとは限りません．提案されている内容とその説明を読んだうえで，最終的に修正するかどうかは個々人の判断になります．

　Grammarly はブラウザでも利用できますが，Word や Google Chrome，スマホなどに機能を追加して使用することができます．ウェブサイトでユーザー登録を行い，「Apps」のタブから必要なアプリをインストールすることで利用ができるようになります．国際学会発表のシチュエーションで特に使うのはやはり Word でしょう．Word にアドインすると Grammarly のタブが追加され，Open Grammarly をクリックすると表示されている英文の校正を自動で行ってくれます 図5 ．

▶▶▶ Grammarly を Word で使う

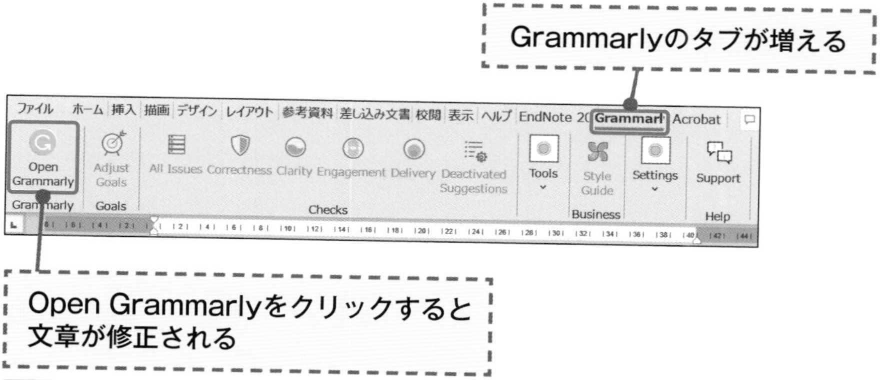

Grammarlyのタブが増える

Open Grammarlyをクリックすると
文章が修正される

図5

JCOPY 498-14854

Grammarly は無料版でも使用することができますが，有料版にすると使用できる機能が増えます．無料版ではベーシックなスペルミス，文法ミスなどの機能がメインですが，有料版ではさらに上級の文法チェックや剽窃チェックなどの機能が追加されます．有料版は年間プランで契約すると毎月 12 ドルです（2023 年 12 月時点）．まずは試しに無料版で使い勝手を体験してみてから有料版へのアップグレードを検討してみるのがよいと思います．

② 英文書き換えで表現の幅を増やす

ポイント

❶ 英文書き換えで文章をブラッシュアップする
❷ QuillBot を有効活用する
❸ 書き換えた後の文章を自分で確認する

QuillBot

学会発表のプレゼンテーションを準備する際に多くの英語の文章を書く必要がありますが，自分で英語の文章を書いていると，つい単調な表現の繰り返しになってしまうことはないでしょうか．非ネイティブの日本人にとっては多彩な英語表現を操るのは至難の技です．そんな時に役立つのが「QuillBot（クイルボット）」というウェブサービスです．QuillBot は英文法のチェックや文章の要約などを行ってくれるツールで，特に役に立つのが英文の書き換え（パラフレーズ）です．このパラフレーズを上手く使いこなすことで，同じ表現の繰り返しを避けたり，ほかの論文から引用する際の「剽窃」を防ぐことができます．

使い方は非常にシンプルです．まず QuillBot のサイトにアクセスし，左のスペースに書き換えたい英文を入力します 図6 ．Rephrase のボタンをクリックすると，右側に書き換えられた英文が表示され，書き換えられた箇所はオレンジ色や青色になっていることがわかります． 図7 に示すように，左上のメニューから Fluency，Formal など，場面別のモードを選ぶことができるため，抄録やスライド・ポスターに使用する場合は「Formal」を，伝わりやすい英語で発表用原稿を作成したいとい

▶▶▶ QuillBot

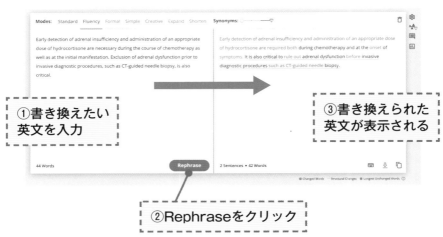

①書き換えたい英文を入力

②Rephraseをクリック

③書き換えられた英文が表示される

図6 https://quillbot.com/

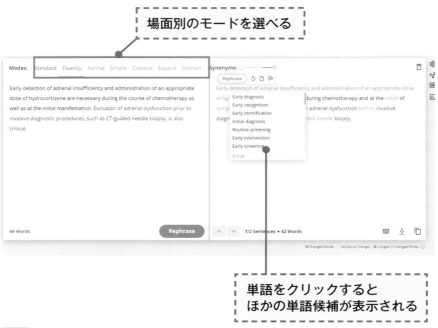

場面別のモードを選べる

単語をクリックするとほかの単語候補が表示される

図7 https://quillbot.com/

JCOPY 498-14854

う場合は「Fluency」を選ぶ，といった工夫をすることができます．また，書き換えた後の文章が自分の意図に沿わない場合，単語をクリックするとほかの単語候補が表示されるため，好みの表現を選ぶことができます．

注意点としては，医学的な専門用語を入力すると，一般向けにわかりやすいフレーズに書き換えられてしまい本来の意図と異なる文章になってしまう場合があるため，結果を過信せず，書き換えた後の表現は必ず自分自身で確認することをお勧めします．基本的な機能は無料で利用可能で，課金してアップグレード（年間 99.95 ドル，2023 年 12 月時点）すると，Formal や Simple といった，場面別のモードも選べるようになります．また，Google Chrome や Word にも機能拡張が可能であるため，用途に応じて追加すると良いでしょう．

③ 英語論文を効率よく検索する

ポイント
❶ 重要な論文を見落とさないように検索する
❷ Connected Papers で関連論文を視覚化する
❸ Impact Factor が高い雑誌から引用する

Connected Papers

国際学会の発表を準備する際に，Introduction や Discussion を作成するため関連する論文を網羅的に検索することが必要になります．PubMed や Google Scholar などで文献を検索する方が多いと思いますが，Connected Papers というサービスがお勧めです．関連する論文や類似する論文をわかりやすく検索するウェブサービスで，関連する論文を効率よく調べ，キーとなる論文を見落とさずにすむ確率が高まります．学会発表のみならず，論文の抄読会や論文執筆にも役立ちます．

まず，「Connected Papers」で検索し，ウェブサイトにアクセスします．関連を調べたい論文のタイトルや DOI，PMID を入力し，Build a graph のボタンをクリックします 図8 ．該当する論文を選択し，クリックします．すると，図9 の

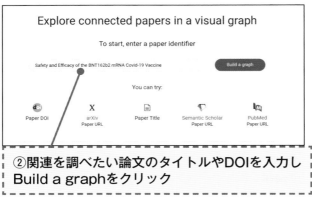

①Connected papersで検索しウェブページにアクセス

②関連を調べたい論文のタイトルやDOIを入力し
Build a graphをクリック

図8 https://www.connectedpapers.com/

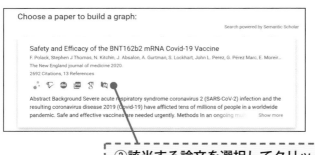

③該当する論文を選択してクリック

PubMedにアクセスできる

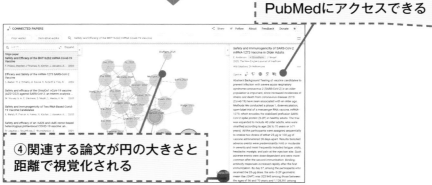

④関連する論文が円の大きさと
距離で視覚化される

図9 https://www.connectedpapers.com/

JCOPY 498-14854

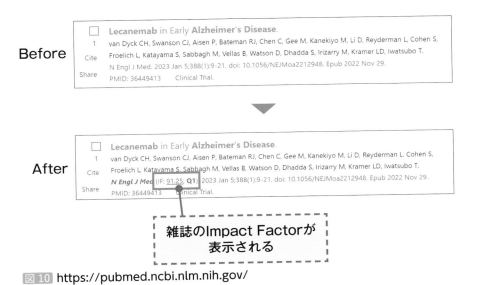

図 10 https://pubmed.ncbi.nlm.nih.gov/

ように関連する論文が，関連度合いに応じて円の大きさと距離で視覚化されます．詳しく読みたい論文が見つかれば，右側のタブで Abstract を読むことができ，PubMed のページにも直接アクセスできます．アカウント登録をすれば，無料で 1 カ月に 5 回まで検索可能で，1 カ月に 6.3 ドルの有料会員登録を行うと無制限で検索できます（2023 年 12 月時点）．まずは試しに無料版で使い勝手を体験してみてから有料版へのアップグレードを検討してみるのがよいと思います．

　また，Google Chrome をウェブブラウザとして利用している方は，「Pubmed Impact Factor」という無料で利用できる拡張機能もお勧めです．Google Chrome に拡張機能として追加しておけば，PubMed で検索をした際に雑誌の Impact Factor を簡単に確認することができます 図 10．Impact Factor が高い雑誌の論文から引用したいという時に役立つツールです．

④ 伝わる英語の発音を身につける

ポイント

❶ 日本人が苦手な発音を知っておく
❷ AI を利用して発音を矯正する
❸ 音読さんを利用してシャドーイングで練習する

　英語での発表に関して，英語の発音にコンプレックスを持っている方は多いかもしれません．実際に国際学会に出席したことがある方はわかると思いますが，学会の場では世界中から医師が集まっていて，場合によっては非ネイティブスピーカーの参加者のほうが多いこともあります．そのため英語になまりやアクセントがあるのは当然のこととして認識されており，日本人特有のなまりやアクセントがあっても大きな問題にはならないことが多いのです．英語はあくまで自分の研究内容を伝えるためのコミュニケーションの手段にすぎず，むしろ発音のことはあまり気にせずに堂々と話すメンタルの強さが重要とも言えます．

ELSA Speak

　しかしながら，英語には，日本語にはない独特の発音があり，それらに上手く使いこなせなければ，聴衆に意味を全く理解してもらえない場合もあります．たとえば，「th」を含む単語や，「r と l」，「b と v」，「s と sh」の違いなどが挙げられます．こういった発音を上手くできず，コミュニケーションが成り立たずに面食らう場面を，私も幾度となく経験してきました．

　対策として有効なのが，英語発音矯正アプリの「ELSA Speak（エルサスピーク）」です．このスマホアプリでは AI が発音を聞き分け，どこが合っていてどこが間違っているかを一音ずつ指摘してくれます．図11 のように文章が表示され，マイクに向かって発音すると，AI が発音を評価し，発音が間違っている部分を指摘してくれます．そのフィードバックを受けて自己学習を積み重ねていくという仕組みとなっています．また，図12 のように定期的にテストを受けることで自分の発音レベルを確認することができ，結果の分析で苦手な発音がわかれば，そこを集中的にてト

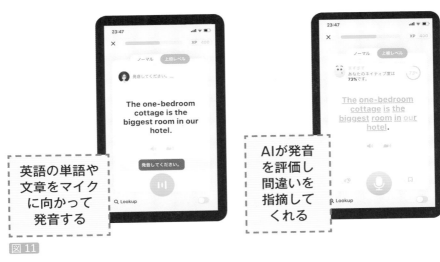

英語の単語や文章をマイクに向かって発音する

AIが発音を評価し間違いを指摘してくれる

図 11

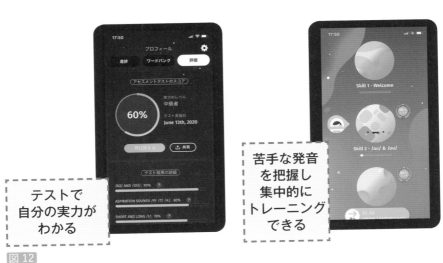

テストで自分の実力がわかる

苦手な発音を把握し集中的にトレーニングできる

図 12

レーニングすることもできます．これまでは英会話教室やオンライン英会話など，対面での発音矯正しか方法がなかったので，隙間時間に自分1人で取り組むことができるこのアプリは重宝します．アプリ内で月額または年額の課金がありますが，無料版でもある程度の機能は利用できるため，試してみてから自分に合いそうであれば有料会員登録をお勧めします．

音読さん

　国際学会の発表では，英語の読み原稿を用意する方が多いと思います．しかし，原稿を作ったとしても，スムーズに正しい発音で原稿を読むのは難しいと感じるかもしれません．そういう時にぜひ活用したいのが，「音読さん」というウェブサイトです．これは，文字やテキストを機械音声で読み上げてくれるソフトウェアです．機械音声というと，ロボットの不自然な声を想像する方が多いと思いますが，この「音読さん」の話し方はかなり自然で，正しい発音，自然な発音で文章を音読してくれます．使い方ですが，まずウェブサイトにアクセスします．読み上げたい英文を入力し，言語リストから英語を選択します 図 13．この時，アメリカ英語以外にもイギリス，オーストラリア，インド英語など好みのアクセントやなまりを選択できるのも便利な点です．声質，声の高低，速度も好みのものに設定できるので，自分

▷▶▶ 音読さん

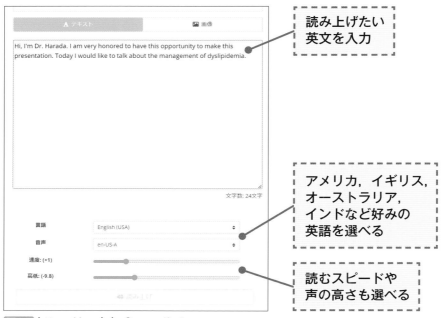

図 13 https://ondoku3.com/ja/

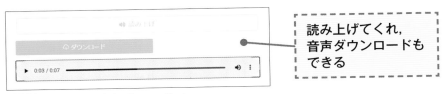

読み上げてくれ, 音声ダウンロードも できる

図14 https://ondoku3.com/ja/

表1 https://ondoku3.com/ja/pricing/

上限文字数により月額料金が異なる

プラン名	月額料金	読み上げ文字数上限	読み上げ画像数上限
ベーシックプラン	1,078 円 (税込)/月	200,000 字/月	300 枚/月
バリュープラン	2,178 円 (税込)/月	450,000 字/月	1,000 枚/月
プレミアムプラン	3,278 円 (税込)/月	1,000,000字/月	2,500 枚/月

の声質や読むスピードに合わせて選ぶとよいでしょう. 読み上げボタンをクリック すると, 文章を読み上げてくれて, さらに音声のダウンロードもできます 図14. 発表用の英語原稿を作成した後にこの音読さんに読み上げをお願いすれば, 単語の アクセントやイントネーションを簡単に確認することができます. また, 読み上げ られた音声の後に続いて読む, シャドーイングのトレーニングにもよいかもしれま せん. このサイトは無料でも一部利用可能ですが, プランごとに1ヵ月に利用でき る文字量に上限があるため学会発表の原稿に使用するほどの文量の場合は有料会員 登録 (月額 980〜2,980 円 (税別), 2023 年 12 月時点) が必要になります 表1. 期 間限定で利用するのもよいかもしれません.

⑤ 専門用語のリスニングを鍛える

ポイント

❶ YouTube などのリソースを活用する
❷ YouGlish で専門用語の発音を確認する
❸ Podcast で専門用語に慣れておく

　英語での学会発表や質疑応答をスムーズに行うためには，専門用語の英語に慣れ親しんでおく必要があります．日本で仕事をしていると慣れるのは難しいと感じるかもしれませんが，今ではYouTubeなどにレクチャーや教育的な動画が数多くアップロードされているため，日本にいても十分学ぶチャンスはあるといえます．

YouGlish

　YouTubeを活用する場合に知っておきたいのは，特定のワードが含まれた動画を無料で検索できる，「YouGlish」というウェブサイトです．発音が難しい専門用語の発音を確認するのに役立つだけでなく，どういう文脈でその単語が使われているかや，関連する背景知識の情報収集にも役立ちます．使い方ですが，ウェブサイトにアクセスし，検索窓に検索したい単語を入力します 図15 ．たとえば，paracentesis（腹水穿刺）と入力してみましょう．検索する際，アメリカ，イギリス，オーストラリアなど好みの英語のなまりを選ぶこともできますが，特にこだわりがなければ「All」を選択しましょう．検索すると，「paracentesis」を含む動画が字幕付きで表示され，単語が使われている少し前の場面から再生されます 図16 ．再生するスピードは細かく調整できるため，発音を確認したい場合は遅めに設定します．なお，再生される動画の周辺部分を見ることで，ascites（腹水）やcatheter（カテーテル）といった単語の発音も合わせて確認ができます．専門用語以外にも，自分がプレゼンで使ってみたいが馴染みのないフレーズを検索すると，実際にどういう文脈やトーンで使用されるのかがわかります．

Podcast

　また，いわゆるネットで聴けるラジオである「Podcast」も専門用語の学習に有効です．スマホアプリで簡単に利用ができ，好きな番組を登録しておくと手軽に情報収集を行えます．Podcastは日本ではあまり利用されていないかもしれませんが，米国では医療分野のPodcastがかなり発達しており，聴いている医療者も多くジャンルも幅広くあります．例として，内科医におすすめのPodcastを 図17 にまとめています．「New England Journal of Medicine」のような有名雑誌は，その週に出版された論文のサマリーを流すPodcastがよくあります．「The Curbsider」は各内科疾患の専門家が登場し，低ナトリウム血症や肺炎といったトピックについてレクチャーをしてくれます．また，「The Clinical Problem Solvers」は米国の医学生や研修医が症例プレゼンを行い，指導医と一緒に臨床推論をしていくという番組

▶▶▶ YouGlish

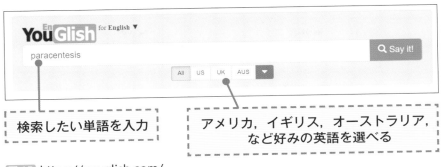

図 15 https://youglish.com/

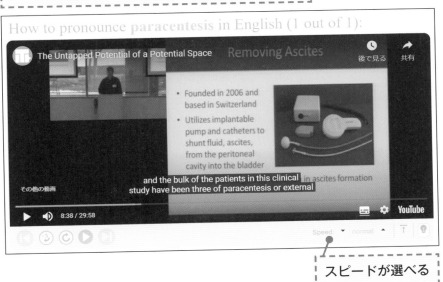

図 16 https://youglish.com/

で，臨床留学を目指す人にはプレゼンの練習に役立ちます．ほかにも，外科や産婦人科など，学会が運営している各専門分野の Podcast が必ずあるはずなので，通勤途中などに習慣的に聴くようにすれば，自身の分野の専門用語にも慣れることがで

▶▶▶ 医学英語学習に役立つ Podcast

・NEJM This Week
NEJM論文のサマリーの朗読.

・The Curbsiders
テーマごとに専門医が楽しく解説.

・The Clinical Problem Solvers
臨床推論や症例プレゼンの練習になる.

図 17

き，学会発表もスムーズに行えるようになるのではないでしょうか.

⑥ 質疑応答での想定質問を準備する

ポイント

❶ 英語での質疑応答は想定質問の準備が重要
❷ ChatGPT を活用して想定質問を考える
❸ ChatGPT を活用して座長のコメントを考える

　国際学会発表を行う際，最後に待っている難関が英語での質疑応答です．質問者が話している英語の聞き取りと，その場で答える英語のアドリブ力が試されます．英語が非ネイティブである日本人にとっては試練ともいえるパートです．しかしながら，自分のプレゼンに対して事前にどのような質問がされうるかを想定しておき，それに対する答えを用意して暗記しておけば，英語の聞き取りも，質問への回答もスムーズに行うことができます．そのため，想定質問を事前に考えておく準備こそが最も重要といっても過言ではありません．

ChatGPT

とはいっても，想定質問を自分で考えるのは容易ではないと思います．そんな時に便利なツールが「ChatGPT」です．ChatGPT は OpenAI という会社が 2022 年11 月に発表した，大規模言語モデルを用いた AI チャットツールです．質の高さが評判になりメディアでも大きく取り上げられました．読者の方の中にも普段から活用している方も多いかもしれません．

ChatGPT を利用するためにはウェブサイトにアクセスし，無料の会員登録をする必要があります．ChatGPT を上手く活用するためには，ChatGPT への依頼の仕方が重要で，役割と命令，制約条件を明確にすることがポイントです．学会発表の想定質問を考えてもらうための依頼方法の例を下記に示します．

役割
あなたは●●領域の権威ある教授で，学会の座長をしています
命令書
抄録に対して質問 5 個とコメント 2 個考えてください．
制約条件
・出力は英語で行ってください
・研究の本質をつくような鋭い質問をしてください
・将来の研究につながるような建設的なコメントをしてください
・質問とコメントは口語調にしてください
抄録
（ここに抄録を貼る）

このような文章を 図18 のように ChatGPT のチャットに入力し，抄録を貼り付けると， 図19 のように想定質問を 5 つ考えてくれるため，これらの質問を参考に回答を準備しておくとよいでしょう．さらに，上記のようにコメントを依頼しておくと， 図20 のように座長からのコメントの例も提示してくれます．もし皆さんが国際学会の座長を行う時には，こういったコメントも参考になるかもしれません．

ChatGPT で学会の質疑応答対策

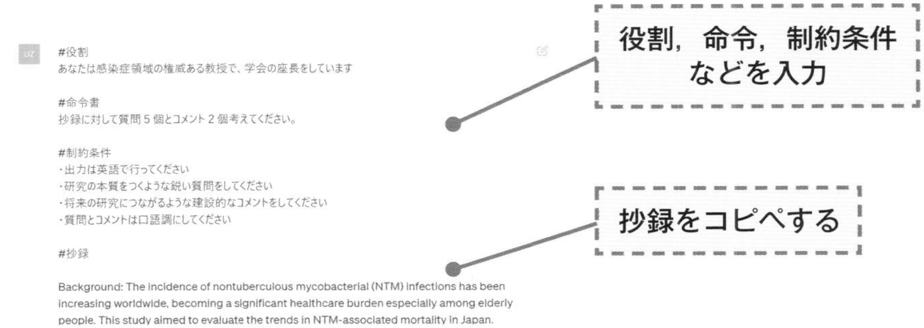

#役割
あなたは感染症領域の権威ある教授で、学会の座長をしています

#命令書
抄録に対して質問5個とコメント2個考えてください。

#制約条件
・出力は英語で行ってください
・研究の本質をつくような鋭い質問をしてください
・将来の研究につながるような建設的なコメントをしてください
・質問とコメントは口語調にしてください

#抄録

Background: The incidence of nontuberculous mycobacterial (NTM) infections has been increasing worldwide, becoming a significant healthcare burden especially among elderly people. This study aimed to evaluate the trends in NTM-associated mortality in Japan.

> 役割，命令，制約条件などを入力

> 抄録をコピペする

図 18 https://chat.openai.com/

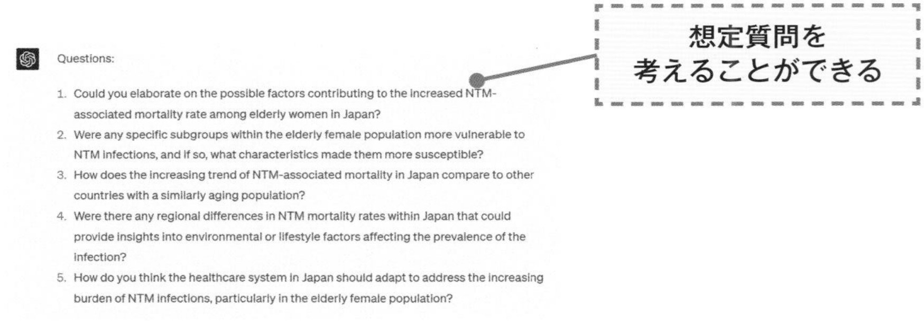

Questions:

1. Could you elaborate on the possible factors contributing to the increased NTM-associated mortality rate among elderly women in Japan?
2. Were any specific subgroups within the elderly female population more vulnerable to NTM infections, and if so, what characteristics made them more susceptible?
3. How does the increasing trend of NTM-associated mortality in Japan compare to other countries with a similarly aging population?
4. Were there any regional differences in NTM mortality rates within Japan that could provide insights into environmental or lifestyle factors affecting the prevalence of the infection?
5. How do you think the healthcare system in Japan should adapt to address the increasing burden of NTM infections, particularly in the elderly female population?

> 想定質問を考えることができる

図 19 https://chat.openai.com/

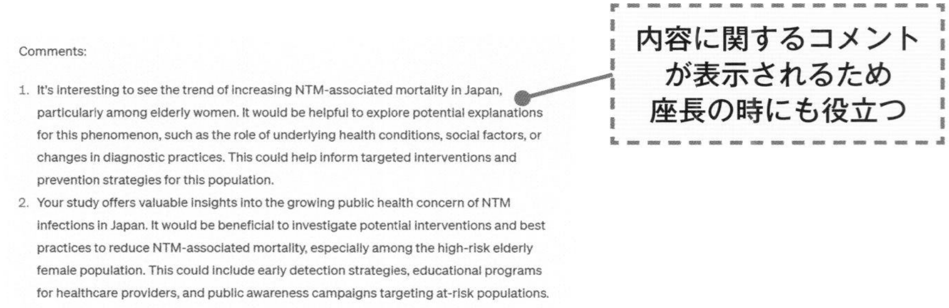

Comments:

1. It's interesting to see the trend of increasing NTM-associated mortality in Japan, particularly among elderly women. It would be helpful to explore potential explanations for this phenomenon, such as the role of underlying health conditions, social factors, or changes in diagnostic practices. This could help inform targeted interventions and prevention strategies for this population.
2. Your study offers valuable insights into the growing public health concern of NTM infections in Japan. It would be beneficial to investigate potential interventions and best practices to reduce NTM-associated mortality, especially among the high-risk elderly female population. This could include early detection strategies, educational programs for healthcare providers, and public awareness campaigns targeting at-risk populations.

> 内容に関するコメントが表示されるため座長の時にも役立つ

図 20 https://chat.openai.com/

〈原田　洸〉

Column 1　YouTube で発音を学ぶ

　「そもそもどう発音したら良いかわからない」という時には，YouTube を活用してみるのが良いでしょう．いわゆる「英語系 YouTuber」の人たちが発音の違いを丁寧に説明する動画がたくさんあるので，それらを参考にしながら何度も練習をすると上達しやすいです．参考までに，発音に関する YouTube 動画をアップロードしている YouTube チャンネルをいくつか紹介します．

・AK in カナダ |AK English
　https://www.youtube.com/@ak-english

・サマー先生と英会話！
　https://www.youtube.com/@SummerSensei

・だいじろー Daijiro
　https://www.youtube.com/@daijirojp

〈原田　洸〉

Column 2　自動文字書き起こしサービスを利用する

　英語のリスニングが難しいという方にお勧めしたいのが，「Otter AI（オッターエーアイ）」というツールです．これはレクチャーや会議の音声を自動で文字に書き起こしてくれるサービスで，スマホアプリやウェブサイトで利用可能です．無料会員登録を行ったうえで，たとえば 図1 のように YouTube の動画を再生してから録音ボタンを押すと，自動で文字起こしをしてくれます．専門用語は上手く文字起こしされない場合もありますが，精度は非常に高いです．国際学会で発表者が話している内容が聞き取れない時に，アプリを起動して文字起こしするようにすれば，特にリスニングが苦手な方は重宝するかもしれません．また，録音ボタンを押してスマホやパソコンに向かって話すと英文が書き起こされるので，自分の発音が正しく認識されるかどうかを確認できるためスピーキングの練習にもなります 図2 ．

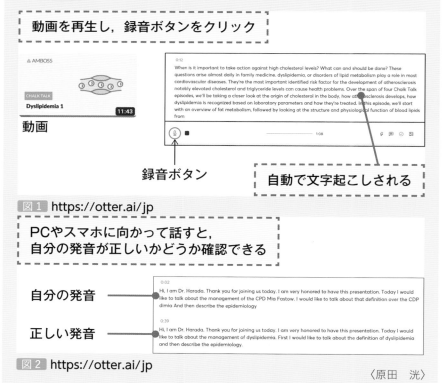

動画を再生し，録音ボタンをクリック

△ AMBOSS

CHALK TALK
Dyslipidemia 1　　　11:43

動画

0:12
When is it important to take action against high cholesterol levels? What can and should be done? These questions arise almost daily in family medicine. dyslipidemia, or disorders of lipid metabolism play a role in most cardiovascular diseases. They're the most important identified risk factor for the development of atherosclerosis notably elevated cholesterol and triglyceride levels can cause health problems. Over the span of four Chalk Talk episodes, we'll be taking a closer look at the origin of cholesterol in the body, how atherosclerosis develops, how dyslipidemia is recognized based on laboratory parameters and how they're treated. In this episode, we'll start with an overview of fat metabolism, followed by looking at the structure and physiological function of blood lipids from

録音ボタン

自動で文字起こしされる

図1 https://otter.ai/jp

PCやスマホに向かって話すと，
自分の発音が正しいかどうか確認できる

自分の発音 ―――

0:02
Hi, I am Dr. Harada. Thank you for joining us today. I am very honored to have this presentation. Today I would like to talk about the management of the CPD Mia Fastow. I would like to talk about that definition over the CDP dimia And then describe the epidemiology

正しい発音 ―――

0:39
Hi, I am Dr. Harada. Thank you for joining us today. I am very honored to have this presentation. Today I would like to talk about the management of dyslipidemia. First I would like to talk about the definition of dyslipidemia and then describe the epidemiology.

図2 https://otter.ai/jp

〈原田　洸〉

JCOPY 498-14854

伝わりやすいスライドの作り方

① 全体の構成と流れを考える

ポイント

❶ いきなりスライドを作り始めない
❷ 軸となる主張を明確にする
❸ 下書きを作成する

　国際学会での発表は，英語で行われることもあり，多くの医師にとってはハードルが高いかもしれません．しかし，伝わりやすいスライドを作成することで，聴衆に自分の研究成果や考えを効果的に伝えることができます．本章では国際学会発表のスライドを作成する際に注意すべきポイントを紹介します．

① 情報収集を行う

　スライドを作り始める前に，自分の発表の持ち時間や，学会が規定するスライドデザイン，サイズの指定，文字のフォントの指定などがあるかどうか，情報収集を行います．この情報収集作業を怠ってしまうと，スライド作成が完了した後に一から作り直すことになってしまうかもしれません．学会のウェブサイトにアクセスし，上記の情報を確認しましょう．また，すでに抄録を提出してアクセプトされた場合には，アクセプト通知のメールに詳細が書いてある場合があるため，必ず確認するようにします．もしも同じ学会で発表したことがある人がいれば，過去の発表スライドを譲ってもらうなどして，事前に資料を集めておくとよいでしょう．

② 軸となる主張を明確にする

　日本語での発表でも英語での発表でも同じですが，1回の発表で1つの伝えたい主張やメッセージを聴衆に伝えることを意識します．軸となる主張は言語化しておくことがポイントです．また，共同発表者や指導医と相談し，発表での軸となる主

張が一致していることを確認しておくと良いと思います．伝えたい主張が決まれ
ば，その主張に関連した内容をなるべく網羅し，逆に関係ない内容は削ぎ落とすよ
うに意識します．

③ 下書きを作る

　いきなり PowerPoint でスライドを作り始めてしまうと，全体の概要がつかめな
いまま，内容にまとまりがない発表になってしまいます．全体的にまとまったスラ
イドを作成するためには，その台本となる下書きが重要になります．まずは，Word
やメモアプリ，もしくは手書きのメモ帳などに，箇条書きにしていくことで，頭の
中を整理しましょう．症例報告であれば Introduction, Case report, Discussion,
Conclusion というような目次を，研究であれば Introduction, Methods, Results,
Discussion, Conclusion というような目次を用意し，それぞれでどの内容を記載
するか考えていきます．この時に，先程考えた「発表の軸となる主張」がブレない
ように注意します．

④ スライドのテンプレートを作る

　細かくスライドを作り始める前に，全体の色調やデザインのテンプレートを固め
ておくほうが後から苦労せずにすみます．具体的なデザインの設定はこの次の「②
適切な配色とデザインを選ぶ」，「③フォントと文字の大きさの設定」を参照してく
ださい．スライドの適切な枚数は，スライドの内容にもよりますが，1スライドあ
たり 30 秒の時間を目安にし，持ち時間×2 枚±2 枚程度を設定しておくと良いで
しょう．例えば，7 分間の発表であれば 12〜16 枚という具合です．下書きした内容
を照らし合わせながら，全体のスライドの枚数と照らし合わせながらどの部分にど
の枚数のスライドを使うかを大まかに考えていきます．その後，スライドのタイト
ルに "Introduction"，"Methods" などを記載していくと，スライドを作り込みや
すくなります．

JCOPY 498-14854

② 適切な配色とデザインを選ぶ

ポイント

❶ デザインの指定があるか確認しよう
❷ 学会発表スライドはシンプルなデザインに
❸ 見やすい配色を意識しよう

　学会発表のスライドづくりに取り組む際，つくり始める前に決めておくとよいのが，「スライドのデザイン」です．全体のデザインを後から修正しようとすると相当な労力がかかってしまうため，事前の準備が肝心です．

　まず，自分でデザインを考える前に，発表する学会からの指定・指示がないかどうかを確認しましょう．PowerPoint のスライドのサイズは 4：3 と 16：9 の 2 種類があり，サイズが指定されていることも多いため，学会のサイトなどで念入りなチェックが必要です．また，共同発表者の上司・教授の好みのデザインがある可能性もあるため，事前に確認をしておくことをお勧めします．

　なお，すべてのスライドに病院や医局のロゴを入れたい場合には，「スライドマスター」の機能を活用することで，一括で挿入できます 図1 ．ただ，これを行うと各スライドで使用できるスペースが狭くなり，スライド全体の邪魔になってしまうため，私としてはロゴを入れるのはタイトルスライドに留めておくのがよいと思います．

　では，学会からの指定がない場合には，どのようなデザインを選べばよいでしょうか．「自分の個性を出したい」という気持ちにもなりますが，原則として，学会発表のスライドは，シンプルで見やすいデザインにすることをお勧めします．派手なデザインや配色のスライドではデザインに注目が集まってしまい，発表内容に集中してもらいにくくなるためです．なお，PowerPoint にはさまざまなデザインテンプレートがデフォルトで用意されていますが，カラフルで派手なものが多いため，初心者にはあまりお勧めできません．

　見やすいスライドのパターンには大きく 2 つあります．

▶▶▶ 病院のロゴをスライドに挿入する

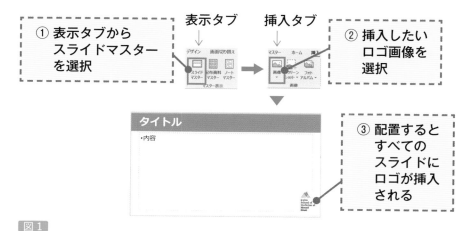

図1

1）白や薄い灰色を背景色に黒色のテキストを用いる 図2
2）黒や紺を背景色に白や黄色のテキストを用いる 図3

　あとは好みで選べばよいのですが，画像やグラフとの相性が良いことから，こだわりがなければ白背景をお勧めします

　スライドのその他の配色もなるべく統一したほうがよく，プレゼンを通して，スライドで使う色は全体で3色以内に抑えるのがポイントです．

　具体的には，
1）基本の文字色
2）スライドのメイン色
3）強調色
を決め，基本の文字色が70%，メイン色が25%，強調色が5%というバランスでスライドを作成すると見やすくなります．

　この時に，強調色はメイン色と色相が逆のものを選ぶことがコツです．例を 図4 に示しています．メイン色にえんじ色を選び，タイトルやその下の横線，箇条書きのブロックに使用し，強調色を青色にしています．

JCOPY 498-14854

White background

- When presenting with black text on a white background, you see this.

- When presenting with black text on a white background, you see this.

図2

Black background

- When presenting with white text on a black background, you see this.

- When presenting with white text on a black background, you see this.

図3

Discussion

■ The possible etiology of hypertension induced by an insulinoma is catecholamine release in response to hypoglycemia, which may cause acute hypertension through **activation of the sympathoadrenal system**.

Hepburn DA, et al. Diabetes Care 1991;14:949-957

■ Another hypothesis is that the **sodium-retaining effect of insulin** may contribute to a rise in blood pressure.

Sarafidis PA, et al. Am J Nephrol 2007;27:44-54

図4

　このように，白背景，黒文字をベースにし，さらに2色を追加することでバランスの良いスライドをつくることができます．なお，このデザインの設定も「スライドマスター」を使うことで，すべてのスライドに反映することができます．

③ フォントと文字の大きさの設定

ポイント

❶ 読みやすいフォントを使用する
❷ スライドマスターで文字を統一する
❸ 文字の大きさは 24 ポイント以上が基本

　学会発表のスライド作りで失敗しないためのポイントの1つは，読みやすいフォントを使用し，スライドの中で使用するフォントの種類をそろえることで，これは日本語でも英語でも共通しています．悪い例を 図5 に提示しています．MS ゴシックなど，英数字だとバランスが悪いフォントが使用されており，またさまざまなフォントが入り交じっていて読みにくいスライドになっています．

　一方， 図6 は「Segoe UI（シーゴー UI）」という読みやすいフォントを使用し，種類も統一しています．英数字のフォントでは Segoe UI や Arial などは視認性が高く，判読性も高いのでお勧めです．

　フォントをそろえるのが重要なことはわかっていても，気が付くとフォントがバラバラになっていた……，ということはよくあります．意外と知られていないのですが，PowerPoint の「スライドマスター」の機能を使うとこの問題を簡単に解決できます．スライドマスターは，すべてのスライドに一括して変更を適用できる便利な機能です．スライドを作り込み始める前に， 図7 ， 図8 で示すように表示タブからスライドマスターをクリックし，その中にあるフォントのボタンをクリックします．

　フォントのカスタマイズを選択すると日本語，英数字用のフォントをそれぞれ指

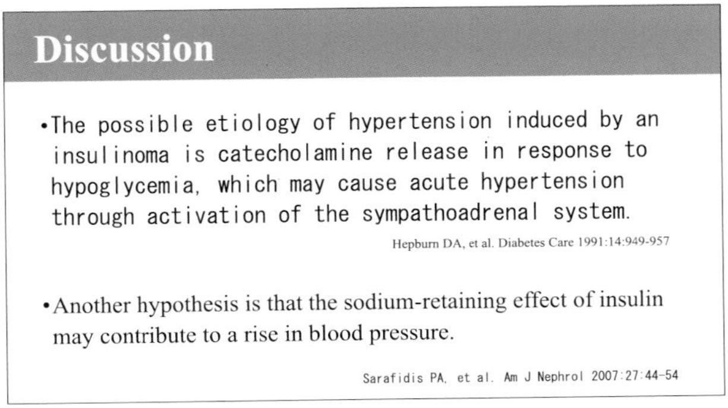

図 5

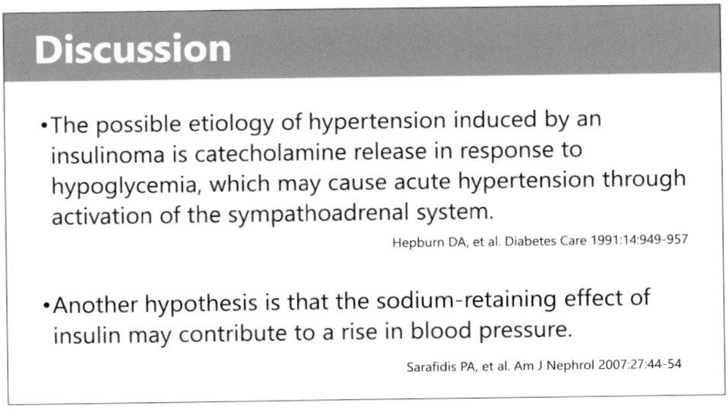

図 6

定することができ，その後スライドを作った時に指定したフォントで入力されます．本人の好みや学会の指定がなければ英数字は「Segoe UI」，日本語は「メイリオ」を選択することをお勧めします．

　また，スライドづくりをする際に注意しておきたいのが，文字の大きさです．文字が小さ過ぎると聴衆は読むことができず，読んでもらえなければスライドと発表の意味がありません．特に学会で口演発表を行うシチュエーションでは，会場内の後方にいる人にとっても見やすい文字の大きさにしておく必要があります．
　では，具体的に文字の大きさはいくつを目標にしたらよいのでしょうか．16〜32ポイントのそれぞれの文字の大きさを 図 9 に示しています．一般に，24 ポイント以上の文字であれば誰にでも読みやすいと言われているため，24 ポイントを最低ラインとして意識しておきましょう（ただし，参考文献や補足説明のような例外は除

▶▶▶ 作成前にフォントを統一しよう

スライドマスターを利用する

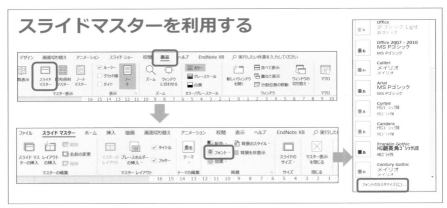

図 7

▶▶▶ フォントを一括で変更

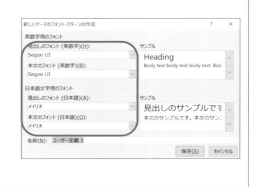

・指定がなければ
　英数字：Segoe UI
　日本語：メイリオが
　読みやすいため
　おすすめ

図 8

きます). お勧めは 28 ポイントです.

　注意しておきたいのは, スライドのテキストボックス内に文章を入力していく
と, 枠内に収まるように文字の大きさが自動調整され, スライドごとに文字の大き
さがバラバラになってしまうことがあります. これを防ぐために, 文字の大きさの

JCOPY 498-14854

▶▶▶ 文字の大きさ

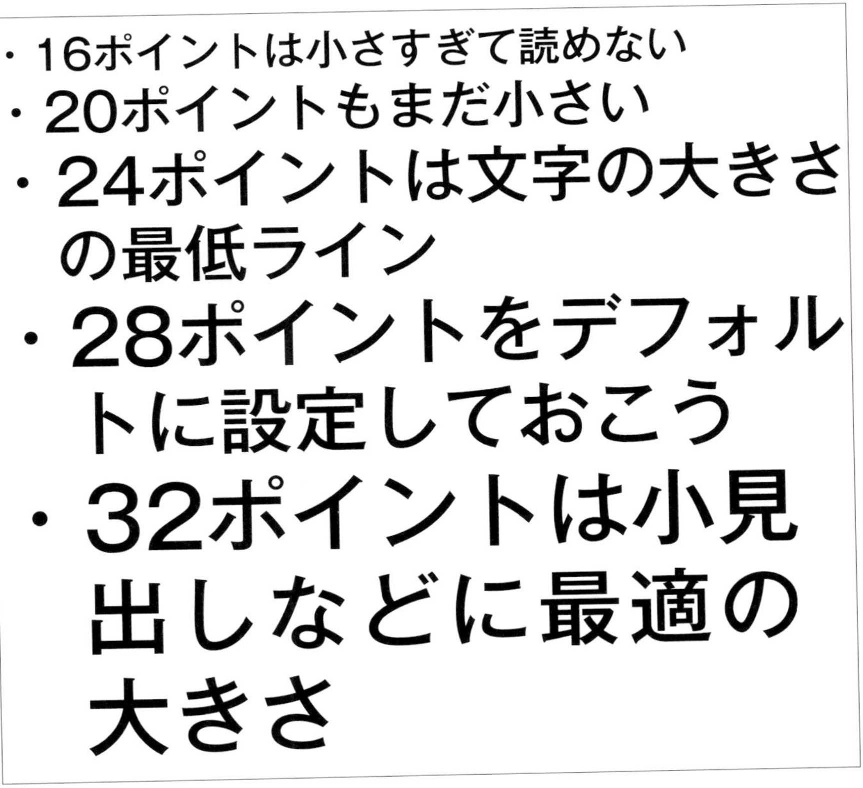

- 16ポイントは小さすぎて読めない
- 20ポイントもまだ小さい
- 24ポイントは文字の大きさの最低ライン
- 28ポイントをデフォルトに設定しておこう
- 32ポイントは小見出しなどに最適の大きさ

図9

自動修正をオフにしておきましょう 図10.

このように文字の大きさを設定しても，スライド内に文字が収まらない場合には，

1) 複数のスライドに分ける
2) 箇条書きにして文字数を減らす
3) 内容を削る

といった工夫をするとよいでしょう．

また，「文字の大きさを個別に変更したい」という場合には，ホームタブからフォ

▶▶▶ 文字の大きさの自動修正をオフにする

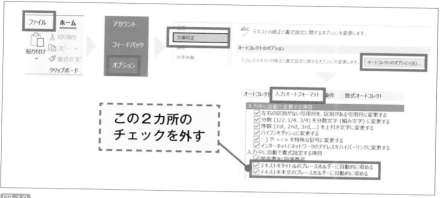

この2カ所の
チェックを外す

図 10

ントサイズを直接入力したり，「フォントサイズの拡大」「フォントサイズの縮小」を
クリックしたりすると変更することができますが，ここではショートカットキーを
覚えておくと便利です．Windows では，文字を選択した状態で Ctrl＋[キーを押す
と，フォントサイズが1ポイントずつ小さくなり，Ctrl＋] キーを押すと，1ポイン
トずつ大きくなります．使いこなせるようになると作業効率アップにつながります．

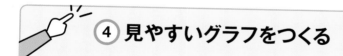

④ 見やすいグラフをつくる

ポイント

❶ グラフはなるべく大きく作成する
❷ グラフの色を上手く使い分けて強調する
❸ 2つ軸があるグラフを作成する

　学会発表では，Result や Discussion のスライドにおいて，いかに見やすいグラ
フをつくるかというのがカギです．文字ばかりのスライドでは聴衆は飽きてしまう
ため，なるべくグラフでビジュアルに訴えかけるようなスライドにするのが理想的

です.

　つくるべきグラフは，研究の種類（例：症例報告，臨床研究，基礎研究など）や研究内容，データの種類，医局や科の好み・文化などにもよるため一概にはいえませんが，押さえておくべきポイントはいくつかあります.

　当然ですが，グラフは聴衆から見えないと意味がないため，なるべくスペースを確保して大きく作成するようにします．グラフのタイトル，単位，縦軸，横軸の説明，凡例などがわかりやすく，見やすい文字の大きさで記載されていることも確認しておきましょう．また，PowerPoint のデフォルトのグラフはカラフルなものが多いですが，その中で1つだけ強調したいという場合には，グレースケールのグラフを選択し，強調したいデータのみに色をつけるという工夫もできます 図11．

　症例報告で臨床経過（Clinical course）を作る際，重要な検査データを時系列で示したいときに， 図12 のように単位が異なる複数のデータを1つのグラフにまとめる必要がでてきます．そういった時に役立つ，2軸あるグラフをつくる方法をご紹介します.

　まず新しい軸を作りたいグラフを右クリックし，「データ系列の書式設定」を選択します．その中で，「第2軸（上/右側）」をクリックすると 図13 ， 図14 のように

▶▶▶ 色を上手く使い分ける

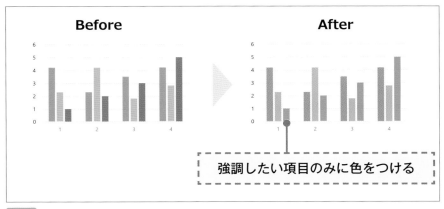

図11

▶▶▶ グラフからデータ系列の書式設定へ

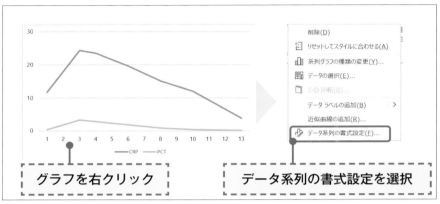

図 12

▶▶▶ 第2軸をつくる

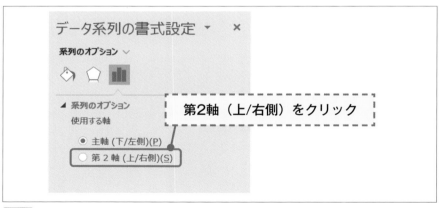

図 13

2軸があるグラフを作成できます．頻繁に使うテクニックですので，ぜひ覚えておきましょう．

▶▶▶ 2軸のグラフに

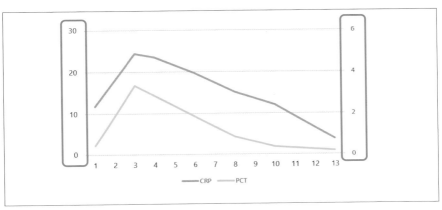

⑤ 単位や参考文献の表記を統一する

ポイント

❶ 単位の大文字/小文字，半角/全角，スペースに注意する
❷ 参考文献の表記を統一する
❸ スライド作成後に全体を通して確認する

　これまで，文字の大きさやフォント，色使いを統一することについて述べてきましたが，油断しているとバラバラになってしまいがちなのが，単位と参考文献の表記です．これらがバラバラになっていると読みにくいスライドになり，聴衆に発表内容に集中してもらえません．なお，学会によって使用する単位や参考文献の記載方法については指定がある場合があるので，まずは学会の規定を確認しておきましょう．

　単位がバラバラになっている悪いスライドの例を 図 15 に示します．Ｌの大文字・小文字や半角と全角のスラッシュが入り交ざっており，また文字と単位のスペースの間もバラバラです．

▶ ▶ ▶ Laboratory data

WBC	13x 10³ /μL	BUN	12mg ／dL	Urinalysis	
Ne	77.4%	Cr	0.87mg ／dL	pH	6.0
Ly	13.9%	UA	4.3mg/dL	Protein	(2+)
Mono	8.7%	CK	2269U/L	Ketone	(3+)
Hb	17.2g／dL	AST	85IU/L	Blood	(3+)
Plt	231x 10³ /μL	ALT	47IU/L	Glucose	(-)
Na	120mEq/l	ALP	165IU/L	WBC	(-)
K	3.3mEq/l	γ-GTP	82IU/L		
Cl	82mEq/l	LDH	432IU/L		
Ca	8.3mg/dl	T-Bil	0.71mg/dL		
TP	6.7g/dL	BS	127 mg/dL		
Alb	3.6g/dl	CRP	328 mg/L		

図 15

　症例報告の場合には，血液検査結果などで単位の記載が多くなるため，単位が間違っていないか，大文字/小文字が統一されているかどうか，半角になっているかなどを注意深く確認します．また，一般的に数字と単位の間は半角スペースを空けるのが通例となっているため，「2.5 mg/dL」のように記載しましょう．ただし，%は半角を空けず「10%」のように記載します．

　ちなみに，日本とアメリカで血液検査の単位が違うものがいくつかあり，下に例を示しています．日本語では 10,000 ごと（4 桁）で単位が変わりますが，英語では 1,000 ごと（3 桁，thousand，million）で単位が変わるため混同しないようにしましょう．

● CRP
　15 mg/dL（日本）→150 mg/L（米国）
● 白血球
　2 万 4,000/μL（日本）→24×10³/μL（米国）
● 血小板
　38 万/μL（日本）→380×10³/μL（米国）

JCOPY 498-14854

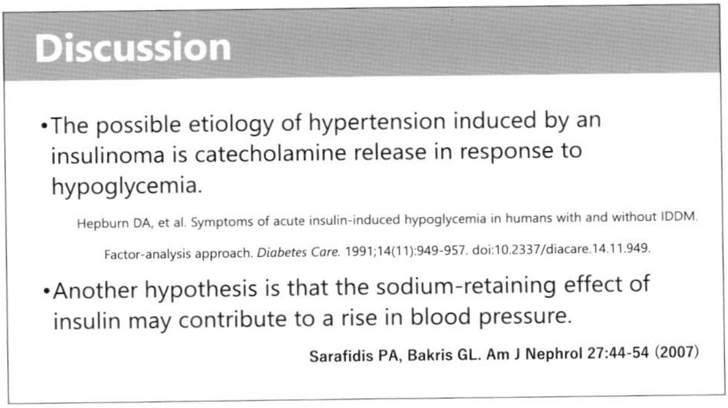

Discussion

- The possible etiology of hypertension induced by an insulinoma is catecholamine release in response to hypoglycemia.

  Hepburn DA, et al. Symptoms of acute insulin-induced hypoglycemia in humans with and without IDDM.

  Factor-analysis approach. *Diabetes Care.* 1991;14(11):949-957. doi:10.2337/diacare.14.11.949.

- Another hypothesis is that the sodium-retaining effect of insulin may contribute to a rise in blood pressure.

  Sarafidis PA, Bakris GL. Am J Nephrol 27:44-54 (2007)

図 16

　参考文献は，Introduction や Discussion で使用することが多いと思います．各スライドに番号で記載し最後に Reference のスライドで詳細を提示するパターンと，各スライドに短く挿入するパターンの大きく 2 つがありますが，学会の指定や個人・上司・医局の好みに合わせましょう．各スライドに挿入した場合の悪い例を 図 16 に示します．

　記載方法，文字のフォントや大きさがバラバラで見づらいスライドになっています．本文と同様，フォントと文字の大きさをそろえるようにしましょう．参考文献の記載方法は，たとえば「筆頭著者名 et al. ジャーナル名，巻，号，ページ，出版年」といった形式でまとめます（例: Harada K，et al. Clin Infect Dis. 73，2，e321-e326, 2021）．全体を通して表記方法を統一することが何より大事です．また，PubMed で文献を検索したときに「Cite」のボタンをクリックすると簡単に参考文献の情報をコピーできます 図 17．引用する形式も選ぶことができ，「AMA」や「MLA」などがお勧めです．

　スライドを作成している最中は単位や参考文献の統一まで気を配ることが難しいかもしれません．一通りスライド作成を終えた後，スライド全体で統一されているかどうかを確認することをお勧めします．

▶▶▶ PubMed から参考文献をコピー

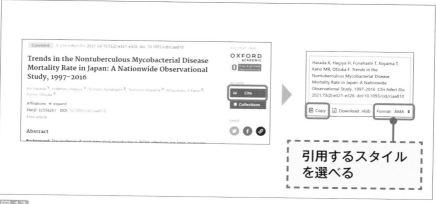

図 17

⑥ Busy なスライドを改善する

ポイント

❶ 複数枚のスライドに分ける
❷ 要点を絞って箇条書きにする
❸ 図や表を効果的に使う

　学会中に必ず聞くのが「Busy なスライドで申し訳ありませんが……」というセリフ．Busy は忙しいという意味ですが，デザインや文字が細かいというネガティブな意味にもなり，英語でも同様に "I'm sorry, this is a very busy slide." と言ったりします．

　Busy なスライドを目の当たりにすると聴衆の注意が削がれてしまい，話に引き込むことが難しくなるため，原則として Busy なスライドは作らず，"Sorry for the busy slide." といった表現も禁句にしましょう．とくに，口演発表では会場がとても広い場合もあり，会場の奥に座っている人にとっても見やすいスライドが理想的

Method

- Eligible patients had stage 4 chronic kidney disease (eGFR 15 to <30 ml per minute per 1.73 m2 of body-surface area) and uncontrolled hypertension, as confirmed by 24-hour ambulatory blood-pressure monitoring after a 2-week period during which antihypertensive medications. We standardized medications through the use of a preferred drug in each class of antihypertensive drug. We randomly assigned patients to receive chlorthalidone at an initial dose of 12.5 mg per day, with increases every 4 weeks if needed, or placebo; randomization was stratified by prior use of loop diuretics.
- The main outcome was the change from baseline to 12 weeks in 24-hour ambulatory systolic blood pressure. The safety was also evaluated. There were nine predetermined trial visits; four occurred during a three-week period before randomization, and four occurred over a twelve-week period after randomization; the final visit occurred two weeks after the assigned regimen was discontinued.

Agarwal R, et al. *N Engl J Med*. 2021;385(27):2507-2519

図 18

Method：PICO

Patients: Uncontrolled HTN in CKD stage 4

Intervention: Chlorthalidone

Comparison: Placebo

Outcome: Change in 24h ABPM in 12 weeks

Agarwal R, et al. *N Engl J Med*. 2021;385(27):2507-2519

図 19

です．

1つのスライドに文字数が収まりきらず，文字が小さくなってしまう場合は，箇条書きにしたり，複数枚のスライドに分けたりして，busyなスライドにならないように工夫します．

たとえば，図 18 は長文で文章量が多く，読みにくいスライドになっていますが，図 19 ではMethodの中のポイントである「PICO」に当たる部分を抽出し，箇条書きにしています．それほど重要でない情報は口頭で説明したり，ほかのスライドに分けて説明したりすることで，要点をわかりやすく提示することができます．

まとまったテーマなので1つのスライドで示したい，ということもあるかもしれ

▶▶▶ Study Protocol

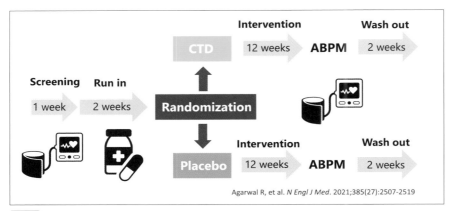

図 20

▶▶▶ スライドを分けて順に提示する

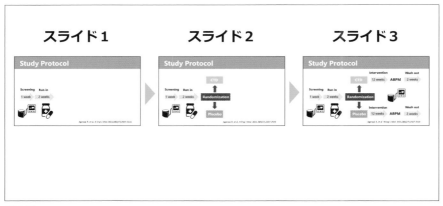

図 21

ません．そんなときは，図や表を効果的に使いましょう．図 20 は 図 18 の文章の内容を図示したものです．文章で提示するよりも聴衆に伝わりやすく，Busy なスライドになることも避けられます．

また，図示したものを順番に説明したい場合，アニメーションを使ったり，複数

枚のスライドに分けたりすることで順番に表示できます．図21のように最初から
複数枚のスライドに分けて作成しておくと，学会会場で普段と違うパソコンを使っ
た場合に起こるアニメーションのトラブルを避けることができます．

⑦ 作成したスライドを見直す

ポイント

❶ 作成したスライドはチェックリストを使って確認する
❷ フォントや色使いが統一されているかどうかチェックする
❸ 修正した部分にミスがでないかどうか最終確認を行う

　スライドを一通り作成した後は，全体を通して間違いがないかどうか，またフォ
ントや色使いが統一されているかどうか確認するため，スライドを見直していきま
す．以下の項目をチェックリストとして用いて，最終確認を行いましょう．

誤字脱字がないか

　スライド内の誤字脱字がないか1枚ずつ確認します．PowerPointのスペルチェッ
ク機能を活用してミスを見逃さないようにしましょう．

不必要に多くの色を使っていないか

　「②適切な配色とデザインを選ぶ」で紹介したように，基本の文字色，メイン色，
強調色以外の色が不必要に使われていないかどうか確認します．

フォントや文字の大きさは揃っているか

　「③フォントと文字の大きさの設定」で記載した内容がスライド全体を通して守ら
れているかを確認します．特に，見出しや箇条書きなど，同じ役割を持つテキスト
は同じフォントサイズで統一しましょう．

単位や参考文献の表記方法は揃っているか

　「⑤単位や参考文献の表記を統一する」で記載した内容が統一されているか確認し

ましょう.

グラフの軸ラベルや単位が記載されているか

　各々のグラフの軸が何を表しているのか，またその数値がきちんと記載されているかどうか，誰が見ても明確にわかるかどうかチェックします．また数値の単位がしばしば忘れられることがあるため，記載されているかどうか確認しましょう．

重要なところを強調しているか

　スライドの中でポイントとなる部分が，強調色や太字，下線などでうまく強調されているかどうか確認します．また，強調する箇所が多すぎると逆に見づらくなるため，適切なバランスを調整することが重要です．

不要なアニメーションやスライドの切り替え効果を使用していないか

　アニメーションやスライドの切り替え効果は，適切に使用するとわかりやすくなることもありますが，使いすぎると聴衆にストレスを与えることがあります．これらは必要最低限に留めておきましょう．

発表の軸となる主張は上手く伝わっているか

　事前に考えておいた発表の軸となる主張が明確になっているかどうか，スライド全体を通じてもう一度確認します．また，伝えたい情報とは関係ない情報が多くなりすぎてしまい，話が脱線してしまっていないかどうかも確認しましょう．

発表練習を行い，不自然な箇所や時間オーバーがないか

　上記のチェックが一通り終われば，声に出して発表練習をしてみましょう．英語での発表に慣れていない場合は，発表用の原稿を作成するのも良いと思います．声に出して練習をしていると，繋がりが不自然な箇所や不要な情報などが明確になるため，気づいた点を適宜修正していきましょう．また，事前に指定された発表時間を超過しないかどうか確認します．時間が超過する場合には早口で喋るのではなく，スライドの内容を吟味し，不要な部分を削ぎ落としていくようにします．

　これらのポイントを最終確認に活用することで，より伝わりやすく見やすいスライドを作ることができます．また，指導医や共同発表者からの指摘，予行演習での

指摘などを踏まえてスライドの調整を行うことがあると思いますが，そこで追加した部分や修正箇所にミスが起こるということがしばしばあります．スライド修正後は改めて上記のチェックリストを参考に，抜けや漏れがないかどうか確認を行いましょう．

〈原田　洸〉

Column 1 ショートカットキーの活用

　PowerPoint のスライドづくりをする際に，時間がかかり過ぎてしまうことはないでしょうか．そんな方にお勧めしたいのが，ショートカットキーの活用です．ショートカットキーをマスターすると作業効率がアップし，スライドのクオリティも高まります．

　まず，意外と知られていない便利なショートカットキーが，"書式"のコピー＆ペーストです．"文字"のコピー＆ペーストは［Ctrl］＋［C］，［Ctrl］＋［V］でできることはよく知られていますが，これに Shift キーを追加して，［Ctrl］＋［Shift］＋［C］で書式のコピー，［Ctrl］＋［Shift］＋［V］で書式のペーストができます 図1 ．なお Mac では［option］＋［command］＋［C］で書式のコピー，［option］＋［command］＋［V］で書式のペーストができます．スライド内で，太字や文字の色，文字の大きさなどを統一したい時に，積極的に活用しましょう．

　画像データなど，画面の一部を切り取りたい時に便利なのが，Windows の「切り取り＆スケッチ」というツールです．［Windows］＋［Shift］＋［S］を同時に押す

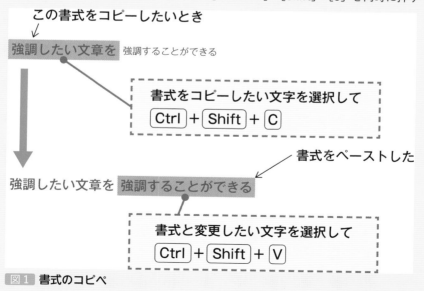

図1　書式のコピペ

JCOPY 498-14854

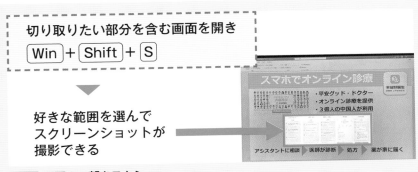

図2 画面の一部をスクショ

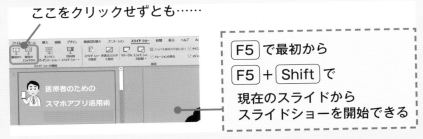

図3 スライドの開始

とこのツールが起動します．画面が薄暗くなり十字キーが表示されるので，切り取る範囲を指定してスクリーンショットを撮影することができます 図2 ．これまでスクリーンショットを撮った後にトリミングしていたという方は，その手間を省くことができます．Mac では［command］+［shift］+［4］がこれに対応しています．

最後に，PowerPoint のスライドショーを開始するときに，スライドショータブから「最初から」をクリックしてスライドショーモードに切り替えている方が多いかもしれませんが，［F5］を押すと"最初から"スライドが再生され，［F5］+［Shift］を押すと"現在のスライドから"再生されます 図3 ．なお Mac では［command］+［shift］+［return］で最初から，［command］+［return］で現在のスライドから開始になります．これらをマスターすると，プレゼンをスムーズに始めたり，質疑応答の最中に表示したいスライドからスライドショーを再生したりすることができるため，学会発表本番で重宝するショートカットキーです．

〈原田　洸〉

Column 2 写真や図のきれいな並べ方

　学会発表のスライドを作成するうえで，注意したいのが画像スライドです．CT や MRI などの放射線画像や病理画像など，1枚のスライドに複数の画像を貼りたいときは，位置を調整し画像をきれいに整列させることで，スライドが引き締まります．スライドをきれいに並べたい時に役立つのが，PowerPoint の配置機能．そろえたい画像を選択した後，「図形描画」メニューから「配置」を選び，上揃えや下揃え，左右に整列・上下に整列といった操作を行うことで，正確に画像を並べることができます 図1．

　また，マウスを使って画像のサイズを変えようとすると縦横比が変わって困ってしまうことはないでしょうか．こんな時，Shift キーを押しながら画像の四隅のうちのどれかをドラッグして動かすと，縦横比を保ったまま画像を拡大・縮小することができます．シンプルですが，知っておくと便利です．

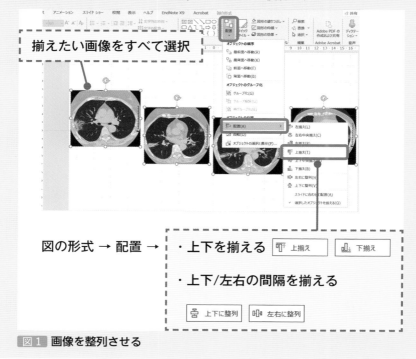

図1　画像を整列させる

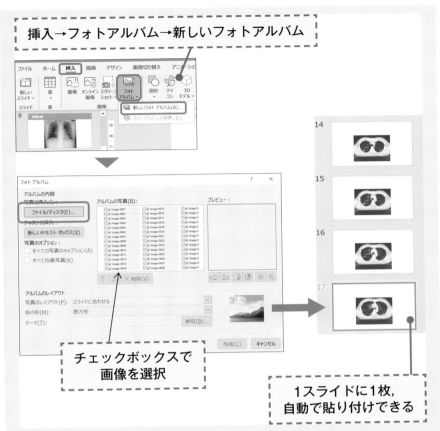

挿入→フォトアルバム→新しいフォトアルバム

チェックボックスで
画像を選択

1スライドに1枚,
自動で貼り付けできる

図2 連続する画像を並べる

　CTなどの放射線画像がカギとなるスライドを作成する際, 画像を連続して提示
したいことがあるかもしれません. 動画にするなどさまざまな提示方法がありま
すが, 学会会場でうまく再生できないなどトラブルも考えられるため, ここでは
フォトアルバム機能を使う方法をご紹介します. まず, 貼り付けたいCT画像を一
括でダウンロードしておきます（ダウンロード方法は各病院のシステムによって
異なりますので, わからない場合は放射線部に問い合わせましょう）. PowerPoint
のフォトアルバム機能を利用して, 貼り付けたい画像をすべて選択すると, 1スラ
イドに1枚, 画像をきれいに貼り付けることができます 図2 . これにより画像
ビューワで見ているときのように自由自在に動かすことができます. 学会発表以
外でも, 普段のカンファレンスで症例プレゼンする際にも役立ちます.

〈原田　洸〉

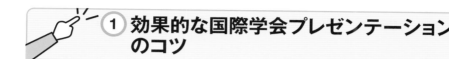

CHAPTER 1

PART 3 ● プレゼン練習

伝わりやすい
プレゼンテーションの方法

① 効果的な国際学会プレゼンテーションのコツ

　ここからは，実際のプレゼンテーションのコツについて考えていきたいと思います．

　国際学会での発表を控え，スライド作りまでは難なく進められる人も多いかもしれませんが，英語が母国語でない私たちにとっては，ここからが骨の折れるところです．

　しかし，そんな英語でのプレゼンテーションも，いくつかのコツを掴むことができれば，心地よく進められるようになるはずです．

　ここではまず総論的に，効果的なプレゼンテーションを行うために，どんな戦略を取ることができるかを見ていきたいと思います．

① 期待値を下げる

　そもそも国際学会へのプレッシャーはどこから来るのでしょうか．おそらく多くの人が「英語を使う」ということにまずプレッシャーを感じるのではないでしょうか．しかし，実際に求められている英語は小難しいものではありません．たとえば，文法レベルで言えば，高校生までに学んだ文法で十分です．あるいは，語彙は日常診療で使っている範囲のものでしょう．加えて，英語が母国語でない私たちが，ネイティブと同じように綺麗な発音でプレゼンテーションを行うという期待値も現実的ではなく，そういった期待値からプレッシャーを感じているのであれば，それは捨てるべきです．

　実際，国際学会に出た経験があればわかると思いますが，世界中から集まるスピーカーの中から訛りのない人を見つける方が大変です．逆にいえば，訛りはあって当然なのです．大切なのは，内容（コンテンツ）をどう伝えるか（デリバリー）であって，発音の綺麗さはどうでもよいのです．自分の訛りに気後れしてプレゼン

JCOPY 498-14854

テーションするぐらいなら，内容に集中して自信を持ってプレゼンテーションしたほうがはるかに多くの人を魅了できるはずです．

② 洗練された読み原稿を作る

とはいえ，英語でまともにプレゼンテーションをすることは，やはりネイティブでない私たちにとってとても大きな壁に感じられることでしょう．それを克服する第一歩は，まず洗練された読み原稿を作ることです．

自分自身でまずドラフトを作り，それを国際学会で発表経験のある上司や，もし可能であればネイティブに確認をしてもらうというステップが重要です．そのうえで，洗練された読み原稿ができれば，もうこちらのものです．あとはそれを丸暗記すれば良いのです．

ここで注意すべきことは，読み原稿をスライドに書いた文章と一字一句同じにしないということです．スライドには，本当に重要なことだけを端的に記載し，読み原稿は行間を補うように作成します．また，スライドに書いた内容を説明する際にもあえて少し言葉を"paraphrase"するようにします．そうすることで，「ただスライドを読んでいるわけではない」という印象を与えることができます．

③ 練習，練習，練習

読み原稿ができたら，次は実際に声に出して練習です．声に出しての練習では，可能ならオーディエンスを準備し，フィードバックをもらいます．フィードバックは，日本の学会であれば内容に関するものになるでしょうが，ここでは聞き取りにくい単語などがなかったかの確認もしてもらいます．もしそういったものがあれば，場合によって，用いる単語を変えたほうがいいかもしれません．

たとえば，筆者の場合には，r が 2 つ入る "surgery" の発音が悪いらしく，聞き取ってもらえないことがしばしばです．このため，surgery と言わなければならない箇所は，"operation" と言い換えて対応するといった具合です．幸い，英語は同義語の多い言語であり，言い換えはほとんどの場合で可能です．

読むスピードも重要です．外国語だからこそ，ゆっくり丁寧に話す必要がありま

す. 与えられた時間は決まっているはずですから, そのぶん話す内容を削らなくてはいけないかもしれません. しかし, 重要なことが聴衆に伝わるのが大切なので, それでも良いのです.

練習で最終的に目指すところは, フィードバックをもらったうえで, より洗練された読み原稿を丸暗記することです. もちろん英語に慣れている方であれば, そのステップは必要ないでしょうが, 慣れるまでは丸暗記が一番の近道でしょう.

余裕があれば, さらに鏡の前で自分の表情を確認しながら練習したり, ボイスレコーダーを使って自分の発音を確認しながら練習したりできると, より高みを目指せるでしょう.

④ 質疑応答もあらかじめ準備する

日本での学会なら, 質疑応答は当日臨機応変にと考える人も少なくないかもしれませんが, 国際学会で言語に慣れていない場合には, 質疑応答こそ苦戦する時間となるかもしれません. しかし, この質疑応答もあらかじめ準備をすることができます.

オーディエンスを交えた練習では, 実際に質疑応答も行ない, そこで出た質問は, あらかじめ答えを準備しておくと良いでしょう. それ以外にも想定される質問はすべて回答を準備しておきます. 当日は, その準備した答えの中から回答するようにすれば, まるでアドリブでペラペラ話しているかのように見せることができます.

また, バックアップスライドを準備しておくのも有効です. ただ話して回答するだけよりも, データや図を示しながら答えることで, 聴衆にも自分にも助けになるでしょう.

こういった準備をしていても, 想定外の質問が出てしまうこともあります. そのような場面では, 英語での回答はとても難しく, まごついてしまうかもしれません. しかし, こうしたことも事前に十分想定できるわけですから, こうした「想定外の想定」もあらかじめしておきましょう.

たとえば, 想定外の質問が来た際の対応として, あらかじめ "Thank you for the great question. I think it would be better to discuss it after this talk." (素晴らしいご質問をありがとうございます. それに関しましては, このセッションの後に

議論させていただいたほうが良さそうです）と答えると決めておきます．このセリフも事前に準備しておくのです．そうすれば，壇上で恥をかかず，難しい質問もさらりとクールに受け流すことができるでしょう．

⑤ 当日の心の準備と姿勢

　冒頭でも書いたように，英語が母国語でない私たちが，ネイティブと同じように綺麗な発音でプレゼンテーションを行うという期待値は捨てるべきです．練習を十分に行なったならば，あとは，自信を持って練習通りに話をするだけです．

　日本の学会では，じっとかしこまって話をすることが好まれるかもしれません．しかし，米国の学会では body language を使うほうが自然かもしれません．郷に入っては郷に従え，強調したいところで body language を使うのも有効です．

　また，聴衆を見渡すように視線を行き渡らせ，聴衆の表情に応じて変化を加えられるようになれば，プレゼンテーションはさらにレベルアップするでしょう．首を傾げるような表情が見られた場合や，必死にメモを取っている人が複数いるような場合には，あえて少しポーズを置くというように，会場の雰囲気に合わせてスピードや声量を変えられればベストです．現実にはなかなかそううまくいくものではありませんが，だからこそ，プレゼンテーションは面白いとも思います．

② 学会のプレゼンテーションで頻用するフレーズ

　ここからは，学会のプレゼンテーションで頻用する基本的なフレーズについておさらいしていきたいと思います．

① プレゼンテーションの冒頭に使えるフレーズ

　スタンダードな始め方はたとえばこんな感じです．

"Thank you for this great opportunity to present my research, entitled, XXX（自分の演題のタイトル）."

（私の研究を報告するこの素晴らしい機会をありがとうございます．プレゼンテーションのタイトルは…）

とまずプレゼンテーションの機会にお礼を述べると同時に，タイトルを告げます．その後，このような感じで自己紹介をします．

"My name is Yuji Yamada, assistant professor at Icahn School of Medicine at Mount Sinai."

　もちろん，逆に自己紹介から始めても構いません．これに続いて，Introductionからスタートしていくというイメージです．

　「いやいや，こんな情報はすべて表紙のスライドに書いてあるよ．説明する必要もないでしょう．」と考える方もいるかもしれません．実際，英語のプレゼンテーションはこんな風に始められる場合もあります．

"Did you know that …?"
"What if …?"

　このような出だしで人々にとって衝撃的な事実やデータを示したり，思考を促したりすることで，プレゼンテーションの冒頭から聴衆の関心をひくというスキルもよく用いられます．ただし，標準的な「型」が求められ，聞く人もそれを期待している学会では，前者の方をよく耳にすると思います．

② 新たなトピックを話し始める時に使えるフレーズ

　たとえば，それまで薬の有効性について話をしていて，その後に薬の有害事象について説明をしたいときには，こんなフレーズを用いて話題転換ができます．

"Regarding adverse events, …"
"In terms of adverse events, …"
"With respect to adverse events, …"
"As far as adverse events are concerned, …"

 JCOPY 498-14854

これらは，いずれも「有害事象に関しては」という意味合いのフレーズであり，どれを使っていただいても構いません．こうしたフレーズを文章の冒頭に置くことで，次にどんなトピックを話し始めるのかをあらかじめ示すことができます．

③ Figure を見てもらいたいときに使えるフレーズ

スライドの中でも特にFigureに注目してもらいたい場合には，こんな言い方ができます．

"As you can see in figure 1, …"
（Figure 1 にご覧いただけますように……）

これは少し間接的な表現かもしれませんが，より直接的にはFigureを主語にしてこんな言い方もできるでしょう．

"Figure 1 shows that …"
（Figure 1 は…を示しています）

さらに，もっと Figure 1 への関心を引き寄せたい場合には，こんな言い方もできます．

"Let's take a（closer）look at figure 1."
（Figure 1 に注目してみましょう）

Look の前に "closer" のような形容詞をつければ，さらに強調した表現にすることもできるでしょう．

④ プレゼンテーションの締めくくりに使えるフレーズ

Conclusions まで話が終わったら，いよいよプレゼンテーションは締めくくりです．締めくくりに使えるフレーズには，たとえばこんなものがあります．

"This brings me to the end of my presentation."
（これで私のプレゼンテーションはおしまいです．）

"That covers everything I want to say today."
（それで今日言いたいことはすべてカバーしました．）

"That's it." のような言い方も同様の意味を持ちますが，上で示したような言い方のほうがより丁寧でフォーマルな印象を与えると思います．また，その後に通常は質疑応答にうつると思いますので，こんな形で一言付け加え，質問を受け付けるとスムーズでしょう．

"If you have any questions, I would be happy to answer them now."
（もしご質問がありましたら，今から喜んで返答させていただきます．）

なお，日本語のプレゼンテーションでは，「ご静聴ありがとうございました」と締められることが一般的で，対訳は以下のようになると思います．

"Thank you for your attention."

これは，駅構内のアナウンスなどではよく用いられるものの，学会で用いられることはあまり一般的ではないと思います．言ってはいけないというわけでもありませんが，いつもの日本語のプレゼンテーションの直訳で，このセリフを話す必要はないことを覚えておかれるとよいと思います．

③ 接続詞を効果的に使おう

英語でのプレゼンテーションをレベルアップさせるうえで，接続詞の使い方は重要な要素の一つと言えるでしょう．接続詞は効果的に使うことで，聴衆の関心を引き寄せるツールにもなります．

プレゼンテーションでよく用いられる接続詞には， 表1 のようなものがあります．

表1 プレゼンテーションでよく用いられる接続詞

順接	And, therefore, so, as a result
補足	Also, additionally, In addition, moreover, furthermore
逆接	However, on the other hand, with that being said
移行	now, then, so
結論	In summary, in conclusion, in brief, in short

これらの使い方について，順を追って見ていきましょう．

① 順接，補足の接続詞

　これらの接続詞は，同じスライドの中で文章と文章をつなぐ際に，効果的な接続詞になるでしょう．ただし，英語は繰り返しを嫌う言語ですので，何度も同じ接続詞を使うのはあまり好ましくありません．日本人のプレゼンテーションで，"and"であらゆる文章を繋いでしまうパターンを見かけますが，これはあまり美しくなく効果的とも言えません．たとえば，何かの説明をした後には"therefore"（そういうわけで）のような言葉を使うことで，より効果的に「次に大切な一文が来る」ということを伝えられるでしょう．

　また，補足説明を加えたいときには，Additionally, furthermore などの副詞を用いることで，スムーズに補足ができるでしょう．

② 移行の際の接続詞

　Now, then などの接続詞は，次のトピック，スライドに移る際のサインとして使用することができます．Now は「今」という意味で用いられることが多いですが，文頭に置くことで，「それでは」というようなニュアンスで使うことができます．例えば，こんな感じです．

"Now, let me talk about the main results."
（それでは，主要な結果について説明します．）

③ 逆接の接続詞

　逆接の接続詞はうまく使用すると，その後にくる文章を強調することができま

す. よく見る but よりも言いたいことを強調しやすいのは however かもしれません. あるいは, on the other hand なども同様のシチュエーションで使うことができるでしょう.

With that being said はあまり馴染みがないかもしれませんが, ここでの that は直前に言ったセリフの内容を指しており,「そうは言っても」と前のセリフの内容を受けて逆接的に何かを強調したりするための表現です. 逆に, 直前のセリフを受けて「そういうわけで」と前の文章の内容をまとめるという意味で使うこともできますが, 逆接でより使われやすいと思います. ただ文章を並べるのと異なり, 'With that being said' という前置きを作ることによって, 聞いている人の気をひくことができるのです. そしてその直後に重要なことを伝えます.

たとえば, こんな使い方ができます.

"Medication A has various side effects, including nausea and vomiting. With that being said, medication A is still a better option than medication B."
(治療薬 A には嘔気や嘔吐といったさまざまな副作用があります. そうはいっても, 治療薬 A は治療薬 B より優れた選択肢です.)

ただし, 効果的だからといって頻用してしまうと, その効果は落ちてしまいます. あくまで, 重要な部分に限って使用するのが良いでしょう.

④ 結論の接続詞

これらは, 厳密には接続詞とは言えないかもしれませんが,「これから大切な結論を言います」というアラートを出すべく用いられるのが, In conclusion などの表現です. 端的に言えば, とそれまでの説明をまとめる際には, In brief, in short などという表現を用いることもできます.

これらの接続詞は, いずれもスライド上ではあえて見せない方が良いでしょう. 口頭のみで, 特に強調したい文章の前に用いることで, 効果的に聴衆の関心を引き寄せることができます. 逆に, スライドで見せてしまうと, スライドを読んだだけという印象を与え, 効果は半減してしまうでしょう.

④ 副詞を効果的に使おう

　やや表面的な話になるかもしれませんが，一つ上のプレゼンテーションを目指すためには，バラエティ豊かな副詞を身につけることも重要かもしれません．副詞をうまく使うことで，英語表現をより豊かなものにすることができるからです．

　英語は繰り返しを好まない言語ですから，繰り返し同じ副詞を何度も使うということを避ける必要があり，そのためにもいくつかのバリエーションを持っておくことが大切です．いくつか例を見てみましょう．

① Very の反復を避けるための副詞

　典型的な日本人のプレゼンテーションでは，形容詞を強調するために，"very"が多用されるシーンをよく見ます．しかし，それではやや稚拙に聞こえてしまいます．この very を入れたくなるシーンで使える副詞というのは実は無数にあります．
　たとえば，

"The proportion of A is very high."
（A の割合はとても高い）

と言いたい場合に，"very"の代わりに"extremely"のような副詞を用い，

"The proportion of A is extremely high."

　と言うだけでも，より「小慣れた」英語に聞こえるでしょうし，効果的に割合の高さを強調することもできます．
　この extremely は，学会のようなフォーマルな場面でも適切に用いることのできる副詞で，それ以外にたとえば，"substantially"などと置き換えても問題ないでしょう．
　それに引き続く形容詞などとの相性もあるので，語感にある程度慣れる必要がありますが，ほかにもたとえば，こういった形で置き換えることができます．

very important　→　critically/crucially important

very different　→　completely/entirely/totally different

　こうして効果的に副詞を使うことで，それぞれ重要性が高いこと，大きな相違があることを強調することができます．また，very よりもフォーマルな印象を与えるでしょう．

　場合によっては，読み原稿に副詞を全く含めていなかったものの，当日の緊張から，表現を強調したくなり，ついうっかり "very" をつけてしまったという経験もあるかもしれません．そんなときにも，あらかじめバラエティ豊かな副詞を習熟しておくことで，自然とよりスマートな英語を話すことができるでしょう．しかし一方で，接続詞同様，使いすぎると「主観的な話が多い」という印象を与えるリスクもありますので，使い過ぎにも注意しましょう．

② Yes の反復を避けるための副詞

　副詞は，質疑応答における "Yes" の代わりとしても使用することができます．たとえば，definitely, absolutely, certainly などの副詞がそれにあたります．

"Could you show us Figure 1 again?"

　こう聞かれたときに，典型的な日本人ならば反射で，"Yes." または "OK." と答えてしまうかもしれません．もちろん "Yes." を使うのも構いませんが，すべての質問に "Yes." というのはあまり好まれないものです．ここで，たとえば "Certainly." などと答えられると，少し小慣れた英語になると思います．

③ 文章全体を修飾する副詞

　さらに，副詞は文章全体を修飾する形でも用いることができます．「接続詞」のところでもいくつかご紹介しましたが，たとえば "Additionally" は副詞ですが，文頭に置くことで，「さらに」という接続詞として用いることができます．

　あるいは，文頭で "Unfortunately" と言えば，次にうまくいかなかった話をすることを暗示させ，聴衆に事前の心の準備をさせる効果を持ちます．

これとは対照的に，"Interestingly" や "Surprisingly" といって文章を始めれば，この後興味深い知見ないし驚くような知見の説明があることを予見させ，聴衆の心を掴むことができるかもしれません．

このように，副詞を適材適所で用いれば，聴衆の関心を惹くためのツールとしても使うことができるのです．

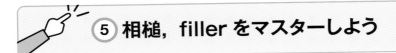

⑤ 相槌，filler をマスターしよう

接続詞や副詞のところでも説明してきましたが，基本的に英語は繰り返しを好まない言語です．このため，同義語のバリエーションを増やしておくことは大切で，相槌についても同様のことが言えます．

また，言葉に詰まった時，日本語の会話であれば，「えー」「はい」の繰り返しで良いかもしれませんが，英語の場合には，多くのオプションを持っておくことが助けになるでしょう．これらの表現方法についても見ていきたいと思います．

① 相槌

似たような相槌でも少しニュアンスが異なる場合がありますので，その言葉が持つ意味合いとともに複数の相槌の方法を覚えておくと良いと思います．

表2 よく用いられる相槌の例

強い賛同 「いいね」	ニュートラルな 「了解」	やや否定的な 「了解」	否定 「いいえ」
Great	Right	Fair enough	マイルド
Sounds good	OK	Fine	Not really
Sounds like a plan	I see	I know what you	Not exactly
That's great	That makes sense	mean, but	強い
Exactly	I got it		Absolutely not
Wonderful	I got you（Gotcha）		Definitely not
Cool	Understood		

日本人が英語で話をしているのを聞くと，Yes ばかりを繰り返している方や，（さ

らに気がかりなパターンは）Yeah を繰り返している方を見かけます．特に後者は，状況により不適切な相槌になりかねません．学会を想定した場合には，いくつかのフォーマルなバリエーションもマスターしておく必要があるでしょう．

また，日本人の感覚では，"OK" や "Fine" は肯定的な意味を持つ言葉と思われるかもしれませんが，これらは（言い方にもよりますが）ニュートラル，場合によってはやや否定的に近い言葉になりえますので，このニュアンスにも注意が必要です．

② Filler

スムーズな英会話を行うために，相槌とともに重要なのが，Filler です．これらは，言葉に詰まってしまった時に役立つ表現です．

表3 よく用いられる Filler の例

Filler	対訳
Well, Umm	えーと，あのー
Let me see（Lemme see）	そうですね
I mean	つまり
You know	でしょ
Anyway	とにかく
Actually	実は
Kind of, sort of, like	みたいな

日本語脳で話していると，ついつい英語の合間に「えーと」「うーん」のような日本語の filler を口走ってしまうかもしれません．そうした場合，"Eight?" のように聞き返されてしまう可能性もあります．

また，英会話にも，適切な沈黙というのはありますが，基本的には不用意な沈黙を嫌う文化があると思います．このため，適切な filler で沈黙を埋めることはコミュニケーションを円滑に進めるうえで重要です．

学会では，たとえば質問の回答を少し考える時間が必要で，間ができてしまった場合にこれらの filler が有効となります．"Well" "Let me see" などと言って少し間を埋められれば，自然な印象を与えます．

　なお，著者の私は質疑応答で質問をいただいた際の反応として，頻繁に"That's a great question."を使います．そう言っておきながら，間をとって回答を整理するのです．これも立派なfillerだと思います．

　慣れるまでは英語のfillerを使うのが少し照れくさいかもしれませんが，すぐに慣れるものです．ぜひ多様なfillerをマスターしてください．

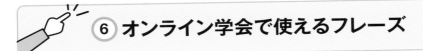

⑥ オンライン学会で使えるフレーズ

　オンラインの学会では，オフラインとはまた違った特有の言い回しを知っておかなければならない場面もあると思います．ここでは，そんなオンラインの学会ならではというフレーズについて取り上げていきたいと思います．

　映像がうまく映らない，音声がうまく聞こえないなどの際にどのように伝えれば良いでしょうか？

① 映像のトラブルシューティングが必要な際のフレーズ

"Can you see my slides?"
（私のスライドが見えていますか？）

"I'm afraid I can't see your screen very well."
（残念ながらあなたの画面があまりよく見えません．）

　これらはとてもシンプルな文法であまり難しさはないと思います．例文にある"I'm afraid"は必ずしもつけなくても良いですが，冒頭につけることで，少しマイルドな言い方にすることができます．学会などでは見ず知らずの方とやり取りをすることになると思うので，このような表現も覚えておくと便利だと思います．

"I may have a problem with the connection."
"There might be something wrong with my Wi-Fi."

（インターネット接続が悪いかもしれません.）

　インターネットの接続が悪いという場合には, connection という単語を使うことができます. あるいは, Wi-Fi と言っても良いでしょう.

② 音声のトラブルシューティングが必要な際のフレーズ

"Your voice is breaking up."
（そちらの音声が途切れ途切れです.）

　"break up" は恋愛のシーンで恋人同士が別れてしまった時に使うフレーズとして記憶している人も多いかもしれません. しかし, ここではそういう意味ではなく,「音声が途切れ途切れである」ことを示すために用いています. 単に "You are breaking up." と言うだけでも同じ意味で用いることができます. 加えて, その後に "a lot" や "a bit" などをつけることにより,「ひどく」「ちょっと」というような音声の途切れ方の程度を示すこともできます.

"I'm afraid I can't hear you well."
（残念ながらあなたの音声がよく聞こえません.）

"Could you get closer to the microphone?"
（もう少しマイクに近づけますか？）

"Sorry for the noise in the background."
（周りが騒がしくてすみません.）

"Could you mute yourself, please?"
（音声をオフにしていただけますか？）

　このあたりも, 文法的にはあまり問題のない文章が多いのではないでしょうか. 音声のオン, オフは（すでにカタカナで日本語にもなっているとは思いますが）unmute, mute という動詞を使います. 音声をオフにしてほしい時には, mute と

JCOPY 498-14854

いう動詞を使えば良いのですね.

③ 質疑応答の際のフレーズ

"Could you type it in the chat?"
（チャット欄にタイプしてもらえますか？）

　これも，プレゼンテーションに限らず，オンライン会議をしている時には頻出のフレーズではないでしょうか．質問が十分聞き取れなかったなどの場合には，こうやって文字に誘導できるのもオンライン会議の強みですね.

"May I chime in?"
（お話し中ですが，一言良いですか？）

　"chime in" の "chime" は音の通り「チャイム（鐘）」を意味する言葉です．しかし，ここでは "chime" に "in" が付いているので，「チャイムを鳴らして入り込む」という意味合いを持つことになります．ここで入り込むのは家ではなく，会話や議論．そこから転じて，「会話に入り込む」，「口を挟む」などの意味合いで用いることができるフレーズになります.

"Please feel free to unmute yourself and stop me anytime for questions or comments."
（質問やコメントがあれば，いつでも音声をオフにしてプレゼンテーションを遮ってください.）

　先に出てきた mute とは逆で，音声をオンにするという時には，mute に un- という否定の接頭辞をつけて，unmute という動詞を使います．"Please feel free to" というのは「ご自由にどうぞ」という意味を持つフレーズで，使い勝手がいいので合わせて覚えてしまいましょう.

"In the interest of time, please save your questions till the end."
"For the sake of time, I would like to take questions at the end of my talk."

（時間の都合上，質問は最後にしてください．）

　質問を途中ではとらずに，最後に取りたいということを伝えたい時には，このような表現もできます．In the interest of time や For the sake of time で「時間の都合上」という意味になります．

④ 途中退室が必要な際のフレーズ

"Sorry, I need to jump off for another session at 3 pm."
（申し訳ないのですが，次のセッションのために 3 時に退出します．）

　オンラインの画面で jump という動詞は使い慣れていないとなかなか出てこないかもしれませんが，とても自然な表現です．知らないとなかなか使いこなせないと思うので，こういった表現も覚えておくと便利だと思います．

〈山田悠史〉

JCOPY 498-14854

質疑応答のコツ

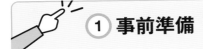

① 事前準備

　質疑応答を上手く乗り切るコツ, それはしっかりと事前準備をすることです. では具体的にどのように準備していけばいいのか, 説明していきます.

　まず, 一つ目は時間の関係で説明しきれなかった内容への質疑応答です. この内容はご自身が研究の一環として行われたものであり, 重要ではあるものの, 限られた時間内で発表するため, 必要に迫られて削られた内容であり, 聴衆もその内容に疑問を抱き, より詳細に知りたい場合が多いです. そのため, 研究内容全体から発表にあたって, 削られた内容を事前にまとめておき, 即座に手元に参考資料として置いておく, もしくはスライドの最後のところに Appendix という形でスライドを事前に作成しておくといった方法が効果的です. こうした質問は予測できるため, 事前資料に加えて, 簡潔に質問に応えられるように質問応答の準備まですませておけば, 当日, 円滑に対応することができます.

　次に研究テーマに関する最近のトレンド, ほかの論文に関する質問対応です. 日々, 医学は進歩しており, ご自身が研究内容を抄録として提出して, 発表する日までに新しい知見が世に出ていることは往々にしてあるかと思います. そのため, 直前まで自身の発表テーマに関するアップデートを怠らず, その分野に関して, 質問があった際にどのように対応するのか, 事前に自身の考え方をまとめておくと良いです. その際に, 最新の研究がどのように自身の研究と関連しているのか, といった視点も加えて質問応答できるとなお良いです.

　最後に予演会を通して予測される質問を事前に (自身の研究グループ外の) 聴衆に聞いてみるのは非常に効果的です. 我々は専門分野を研究するうちに研究内容に精通し, どういったことがほかの方々に疑問に映るのか, わからなくなってしまう

ことがあるためです．予演会で聴衆が上手く理解できなかった箇所に関して，この段階でスライドや説明を修正して流れを円滑にしたり，出てきた質問に関して事前に回答を準備しておくと，当日自信を持って質問に対応することができます．

以下の3つの方法で複数の質問に対して，どんな綿密な事前準備をしていても，予期せぬ質問は不可避です．そうした状況に備えて，予期せぬ質問をどのようにして切り抜けるのかについては次の項で詳しく説明します．

事前準備の3つのポイント

❶ 質疑応答用のスライド作成
❷ 最新知見の最終確認
❸ 予演会を通して意見聴取

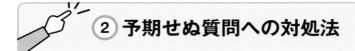

② 予期せぬ質問への対処法

これまで学会発表で予期せぬ質問を受けたことある方は多いのではないでしょうか．いざ，学会発表の注目された場で質問を受けると緊張して上手く応えられなかった経験があるのではないでしょうか．私自身，予期せぬ質問を受けて，ある程度，理解できたと思った状態で回答し始めるも，考えがまとまっておらず，的を射ていない冗長な返答をしてしまいました．そして，実際には質問を正しく理解できていなかったという苦い経験があります．そうした実体験をもとにどのように予期せぬ質問へ対処したら良いのか考え，自分なりに下記のような方法に至りました．皆様の予期せぬ質問応答への参考になれば幸いです．

まず，最も大切なことは相手の質問を的確に理解するということです．緊張した中での英語の質問であり，上手く聞き取れないことがあるかもしれません．なんとなくの理解で質問への返答を話し始めるのではなく，完璧に相手の質問を理解したうえで回答することを強く勧めます．相手の質問内容を理解せずに回答すると，相手は知りたかった内容を理解できませんし，そして，発表側としても相手のニーズに応えることができません．それでは，相手の質問を正確に理解できた自信がない

場合にはどのように対応したらよいのでしょうか．上手く聞き取れなかったため，単純にもう一度，質問を繰り返してもらう方が多いのではないでしょうか．"Can you please repeat your question?" "Can you say that again?" といった表現を用いて，簡単に質問ができます．その一方でただ，相手から同じ英語の速さで同じ英単語を用いた質問が繰り返されるため，相手の声が小さかったり，雑音で上手く聞こえなかった場合を除いては，あまり状況が変わらない可能性が高いため，あまりお勧めしません．それではどのように質問するのが良いのでしょうか．私のお勧め方法は自分が聞き取った内容を簡潔にまとめたうえで認識を確認するという方法です．たとえば，"If I understand your question correctly, you're asking about [__]. Is that correct?" と確認することで合っていれば，その内容に対して質問を返答すれば良いですし，たとえ誤っていたとしても表現を変えたうえで質問を伝えてもらえる可能性が高いためです．大事なので繰り返します．質問応答を上手くこなすためには，相手の質問を正しく理解することが絶対条件です．

続いて，質問への対応方法です．予期せぬ質問であるため，頭の中で質問内容を整理して，回答を考える時間が必要な場合が多いかと思います．冷静かつ的確に返答するためには時間を稼ぐことが必要です．具体的な方法を紹介していきます．まずは，"Thank you so much for your question." "That's a great question." といった表現を冒頭に用いて，5秒ほど稼ぐことができます．それでも質問が浮かばない際には30秒くらい考えたい場合には "Let me think. Give me a sec (second)." といって考える時間をもらうことも一手かと思います．考えがまとまらないうちに話してしまうと，的を得ない回答になってしまい，緊張も相まって自分でも何を話しているのかわからなくなってしまうという状況に陥りかねません．そのため，ある程度，考えをまとめてから話し始めると良いかと思います．少し考えても回答が思いつかない場合にはスライドの最後に連絡先を記載しておき，そのメールを通して後でゆっくり回答させてもらえないかというと，時間的にも言語的にも余裕を持って対応することができます．（例："I can't think of the response to your question right now. Do you mind if I would answer your question later via email?"）

質疑応答時の役立つフレーズ集：
質問応答にあたって少し時間を稼ぐためのフレーズ

・Thank you so much for your question.

「質問してくださり有難うございます.」

・That's a great question.

「いい質問ですね.」

・Give me a sec（＝second）.

本当に1秒という意味ではなく,「少し時間をください」という意味になります.

・Give me a min（＝minute）.

こちらも上記と同様で文字通りの1分という意味ではなく,「少し時間をください」という意味になります.

上手く質問を理解できなかった場合のフレーズ

・I'm sorry. I didn't catch what you said. Can you please repeat your question?

「すみません, 仰ったことがうまく理解できませんでした. もう一度, 質問を繰り返していただけますか.」

・I'm having trouble understanding your question. Can you please rephrase it?

「うまく質問を理解できないでいます. 質問を別の表現で言い換えてもらえませんか.」

・I'm sorry. I don't quite follow. Could you please explain your question in simpler terms?

「すいません. うまく理解できていません. もう少し簡潔な用語で質問していただけませんか.」

・I'm having difficulty comprehending your question. Could you please give me an example or further information?

「うまく質問を理解できないでいます. その質問に関して, 例もしくは追加の情報をいただいてもよろしいでしょうか.」

JCOPY 498-14854

相手の質問を正しく理解できたのか確認するためのフレーズ

・If I understand your question correctly, you're asking about〔＿＿〕. Is that correct?

　〔　〕部分には簡略した形でのトピック（名詞）を入れて返答します.「質問を正しく理解しているとしたら, ＿＿＿に関して質問ということで正しいでしょうか.」

・Just to make sure I'm answering your question correctly, you're asking about〔＿＿〕. Is that right?

　「正しく質問に回答するために確認させてください. ＿＿＿に関して質問されているということで, 正しいでしょうか.」

・I want to make sure I understand your question before answering your question. Can you please explain what you mean by〔＿＿〕？

　〔　〕には上手く理解できなかったかもしれない特定の単語やフレーズを入れて自身の理解を確認する際に利用します.「質問に回答する前に質問を正しく理解しているか確認させてください. ＿＿＿はどういった意味なのか, 説明していただけますか.」

質問への返答が思いつかない場合のフレーズ

・I can't think of the response to your question right now. Do you mind if I would answer your question later via email?

　「質問への回答が今すぐに思いつきません. 追って, メールで回答しても構わないでしょうか.」

・I don't have the answer right now. Can I get back to you later.

　「今すぐには分かりません. 追って, 返答する形でもよろしいでしょうか.」

・I need to do some research before I can answer your question. Can I get back to you later?

　「質問回答する前にもう少し調べる必要があります. 追って, 返答してもよろしいでしょうか.」

・That's a great question. I don't have the answer off the top of my head, but I will find out and let you know later.

　「いい質問ですね. 今すぐには回答が思いつきませんが, 追って回答を見つけて連絡させていただきます.」

· I'm sorry. I don't have the information at the moment. Can I follow up with you after this presentation?

「すみません，今は質問にお答えする情報を持ち合わせていません．この発表後に回答する形でもよろしいでしょうか．」

〈園田健人〉

JCOPY 498-14854

Column 1 　学会後の振り返り方

　学会抄録作成から始まり，発表資料の準備，発表の練習の末に学会での発表および質疑応答を終えた際には開放感で一杯になるのではないでしょうか．本番の発表では練習通り，上手くいったこと，思ったよりも上手くいかなかったことがあるのではないかと思います．そうしたことを差し置いて，まずは，本番の発表までに無事に終えたご自身，チームで成果を称え合いましょう．自分を含めて，多くの人は上手くいかなかったことや次のステップばかりに目がいきがちですが，苦労されて成し遂げたことを共に準備に取り組んだ仲間と共に無事に発表を終えたことを祝い，感謝の気持ちを伝え合うことを忘れないようにしましょう．

　学会の振り返りの際には発表が終わってからすぐに行うのがオススメです．時間が経ってしまうと，発表直後のフレッシュな感情や気持ちが薄れてしまうためです．発表直後であっても，ほかの学会活動もあり忙しいと思うので，まずは印象に残っている事柄とそれに纏わる感情と一緒に，箇条書きでいいので簡潔に書き留めておきましょう．そうすれば，その日の夜か後でまとまった時間を利用して書く際に，より具体的に振り返ることができます．なお，学会を終えて，家に戻るまでは必ず振り返りを終わらせるようにしてください．日々の業務に一旦戻ると，学会発表で仕事をあけていたぶん忙しくなり，そのまま忘れてしまうためです．

　振り返りを行う際には，ある程度具体的に行うことが重要です．たとえば，上手くいったか否かという項目だけだと，それを評価したとしても，今後に繋げづらく，今回の発表を踏まえて，学会後にどのように行動すればよいのかわからないためです．発表後の感情を文字に残すのも個人的には大切にしております．そうすることで今後のモチベーションに繋がりますし，どのような気持ちで振り返りを書いたのかを後で振り返った際に追体験できるためです．

　それでは以下に効果的な振り返り方を紹介させていただきます．あくまで下記の方法は私の方法であり，一例として参考にしていただければ幸いです．

（自分自身）
・今回の発表で上手くいったこと
・今回の発表で上手くいかなかったこと
・指定の発表時間以内に発表を終えることができたのか．
・予定通り，質疑応答の時間を設けることができたのか．
・発表は練習通り行うことができたのか．

（発表の見学者：共同発表者，同僚）
・発表のペースはどうであったか．早口になっていなかったのか．
・聴衆の方を見て話せていたのか．
・ほかにも追加で1点ほど，何か現在，取り組んでいるポイントがあれば，伝え
　たうえで見といてもらうと効果的なフィードバックを受け取ることができます．

　こうして書き留めた振り返りメモを次回以降の発表の際に見返して，自分だけ
の成長記録を作ることで少しずつでも成長に繋げることができます．そして，こ
うして言語化した振り返りは学生，研修生，若手医師を育成する際にも役立ちま
すので是非，実践してみてください．

　再度，まとめです．振り返りを行う際のポイントは
・発表直後に箇条書きで簡潔にメモを残す
・振り返りは具体的に書き残す
・感情も一緒に残す

〈園田健人〉

Column 2 患者中心の言葉遣い (Person-Centered or -First Language)

　Person-centered（-first）language という言葉をご存知でしょうか．この表現方法は疾患を持っている方をまずは人として認識したうえで，その人が疾患・障害を持っているだけであって，その疾患がその人自身を定義づけるようなものではないというものです 図1．この表現を用いることで障害を持っている人に対しての威厳や権利を尊重するといった意味合いが込められています．一方でIdentity-first language は疾患・障害をその人のアイデンティティーとして捉えるという考え方であり，その障害を持っていること自体にプライドを持ち，何も恥じることではないという風に考える方もいます 図2．いずれを好むのかは個人によって異なりますので相手を尊重する気持ちが大切になります．

　ただ，学術的な場面（学会発表や論文）では Person-first language が好まれます．これは大多数の人がこちらを好んでいること，そして，疾患や障害はあくまで，その人が持っているだけであって，その人を特徴づけたりするものではないという考え方が大切にされているためです．そのため，抄録作成や学会発表にあたっては下記の 表1 を参考に Person-first language を用いるようにしてください．

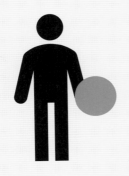

図1 Person-first language

図2 Identify-first language

表1 Person/Identify-first language の具体例

Person-first language	Identify-first language
Person with diabetes	Diabetic person
Person with a mental health condition	Mentally ill person
Person who uses a wheelchair	Wheelchair user
Person with alcohol use disorder	Alcoholic person

　そのほかの側面においても言語は日々の診療にも大きな影響を与えるとして，臨床現場に留まらず，教育や研究面において，非常に重きが置かれております．参考までに下記の二つを紹介させていただきます．

1）Addiction に関する言葉遣いをまとめたウェブサイト

　Person-first language に加えて，Stigma（疾患などを理由に周囲から受ける否定的な烙印）を避けるための言葉遣いが多数，紹介されています．

National Institute on Drug Abuse.
Words Matter—Terms to Use and Avoid When Talking About Addiction.
https://nida.nih.gov/nidamed-medical-health-professionals/health-professions-education/words-matter-terms-to-use-avoid-when-talking-about-addiction

2）日常診療における言葉遣いが簡潔にまとめられています．

Michelfelder AJ, Myerholtz L, Cuba J, et al. Say This Instead. Fam Med. 2021; 53: 904-5.
https://journals.stfm.org/familymedicine/2021/november-december/prescol-nov-dec21/

〈園田健人〉

あとがき

　国際学会を通じての学びや繋がりは自分にとっては言わば，原動力の源です.

　規模を問わず，研究をしたのであればぜひ他施設の方と共有しましょう. たとえ上手くいってもいかなくても. いずれにせよ多くの人の学びになります. 何より自身の学びになります.

　論文を執筆したら学会で共有しましょう. Letters to the Editors もしくは Social Media 媒体を通して，自身の論文に対しての意見を聞くことはできますが，学会で得ることのできる，双方向の情報交換やネットワーク形成には勝りません.

　学会での経験を同僚と共有しましょう. 学会での参加を通して，多様な発表や人に触れて，数多くのことを学ぶはずです. 自施設に戻った際には 1 人で独占せず，同僚と共有することで自分自身の学びも深まります. そして次回は同僚と共に参加してみてください.

　自分自身，初めは自身の研究内容を英語で発表することだけで精一杯でした. しかし，何度も学会に参加する過程で発表やネットワーク形成を重ね，現在では日々の原動力の源となっています.

　本書を通して，1 人でも多くの方が学会発表に参加するキッカケ・手助けになればと筆者一同，心から願っております.

　最後に，本書執筆にあたって尽力してくださった，中外医学社の上岡さん，誠にありがとうございました.

2023 年 12 月 12 日
セントルイス大学 家庭医療・地域医療科
園 田 健 人

著者略歴

山田悠史（やまだ ゆうじ）
所属：マウントサイナイ医科大学 老年医学・緩和医療科アシスタントプロフェッサー．
2008年慶應義塾大学医学部を卒業後，東京医科歯科大学医学部附属病院や川崎市立川崎病院で研修．米国NYのマウントサイナイ・ベスイスラエル病院の内科レジデント，同大学老年医学フェローを経て，2022年7月より現職，米国内科・老年医学専門医．日本国内では，医療英語学習のMedical English Hub（めどはぶ）代表，合同会社Ishify代表，経済メディアNewsPicksのプロピッカーなどを務める．編著に『総合内科病棟マニュアル』（MEDSi），『THE内科専門医問題集1・2【WEB版付】』（医学書院），『最高の老後「死ぬまで元気」を実現する5つのM』（講談社）など．X: @YujiY0402

原田 洸（はらだ こう）
所属：マウントサイナイ ベスイスラエル病院 内科
2016年岡山大学医学部卒業．同大学病院にて初期臨床研修終了後，同大学病院，岡山市立市民病院にて内科専攻医として勤務．2020年に医学博士号を取得．岡山大学病院 総合内科・総合診療科（国際診療支援センター）助教を経て，2021年に渡米しニューヨークで内科レジデントとして勤務．臨床業務の傍ら，医療従事者の英語学習をサポートする有志団体「めどはぶ」講師，東南アジアでの医療教育支援を行うNPO法人APSARA理事，経済メディアNewsPicksのプロピッカーなどを務める．SNSで臨床現場で役立つアプリや学会発表・論文執筆で役立つツールを紹介．X: @Ko_Harada.

園田健人（そのだ けんと）
所属：セントルイス大学 家庭医療・地域医療科アシスタントプロフェッサー
2014年防衛医科大学校卒業．同大学病院にて初期臨床研修後，陸上自衛隊旭川駐屯地医務室および，手稲家庭医療クリニックで家庭医として勤務．2018年にUniversity of Pittsburgh Medical Center（UPMC）Shadysideの家庭医療レジデンシーのため渡米．2021年に米国家庭医療専門医およびHIV専門医を取得．2022年にUPMC Addiction Medicine Fellowshipを修了．現在は大学教員として臨床・医学生教育・研究に従事．医療従事者の英語学習をサポートする有志団体「めどはぶ」講師，セントルイス家庭医療学会副会長，ミズーリ州家庭医療学会理事，Curbsiders Addiction Medicine Podcast編集委員を務める．X: @KentoSonoda

英語力ゼロからの国際学会成功ガイドブック ©

発　　行　2024 年 2 月 25 日　　1 版 1 刷

著　　者　山　田　悠　史
　　　　　原　田　　　洸
　　　　　園　田　健　人

協　　力　Medical English Hub

発 行 者　株式会社　中外医学社
　　　　　代表取締役　青　木　　　滋

　　　　　〒 162-0805　東京都新宿区矢来町 62
　　　　　電　　話　03-3268-2701(代)
　　　　　振替口座　00190-1-98814 番

印刷・製本/三報社印刷（株）　　　　〈SK・MH〉
ISBN 978-4-498-14854-3　　　　Printed in Japan